FÉMINITÉ EN JEÛNE

Le Guide Holistique du Jeûne Intermittent pour les Femmes

Équilibrez votre bien-être, harmonisez vos hormones et révélez la meilleure version de vous-même

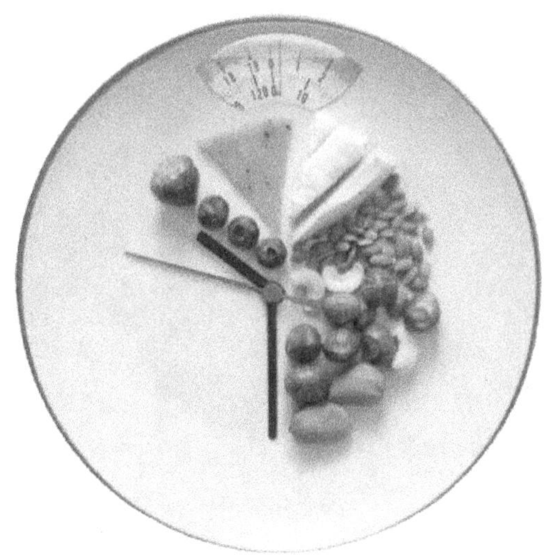

Michèle COHEN

Clause de non-responsabilité

SOMMAIRE

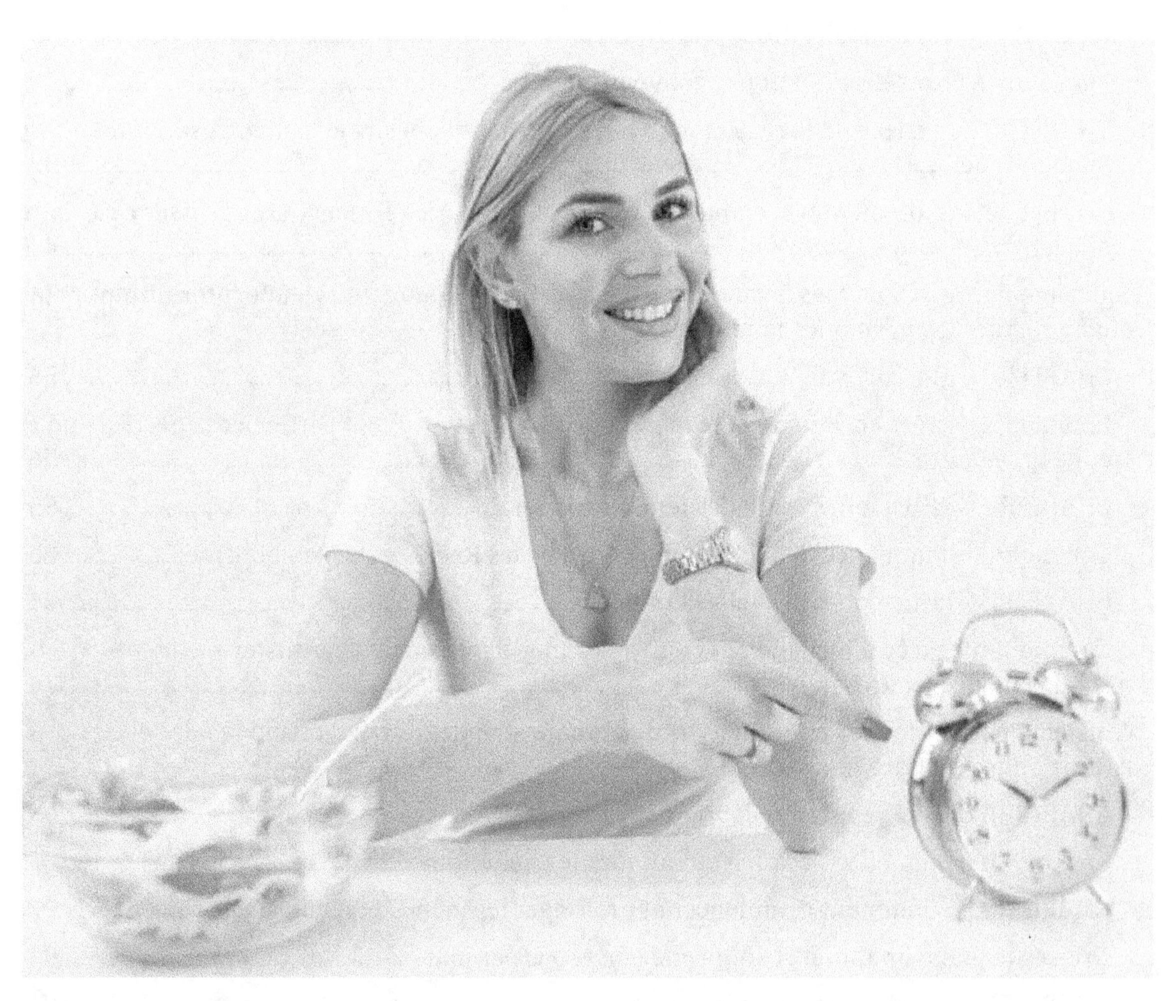

Introduction

Bienvenue dans ce voyage dédié à la découverte du jeûne intermittent, une approche transformante qui s'adresse spécifiquement aux femmes. Dans les pages qui suivent, nous allons explorer les multiples facettes de cette pratique, l'adapter à vos besoins uniques et vous guider vers une meilleure compréhension de votre corps et de votre santé.

Le jeûne intermittent n'est pas simplement un régime, c'est un mode de vie holistique qui s'appuie sur les rythmes naturels de votre corps pour favoriser la santé, le bien-être et l'épanouissement. Tout au long de ce livre, nous aborderons des sujets variés, de la physiologie du jeûne à des stratégies pratiques, en passant par la manière dont cette approche peut transformer votre relation avec la nourriture et vous aider à atteindre vos objectifs de santé.

En tant que femme, votre corps est unique, et il mérite une approche adaptée. Nous allons explorer comment le jeûne intermittent peut influencer des aspects spécifiques de la santé féminine, que ce soit la gestion du poids, l'équilibre hormonal ou la prévention de certaines maladies. Vous découvrirez des conseils pratiques pour intégrer le jeûne dans votre vie quotidienne, en tenant compte des différents défis que vous pourriez rencontrer.

Ce livre n'est pas simplement un guide, mais une invitation à embrasser un mode de vie qui respecte votre corps et favorise une meilleure compréhension de ses besoins uniques. Préparez-vous à explorer, à apprendre et à vous épanouir dans ce voyage passionnant vers la santé et le bien-être grâce au jeûne intermittent.

Première partie : Les racines de notre résistance : Mythes et malentendus sur le jeûne, les graisses et l'alimentation

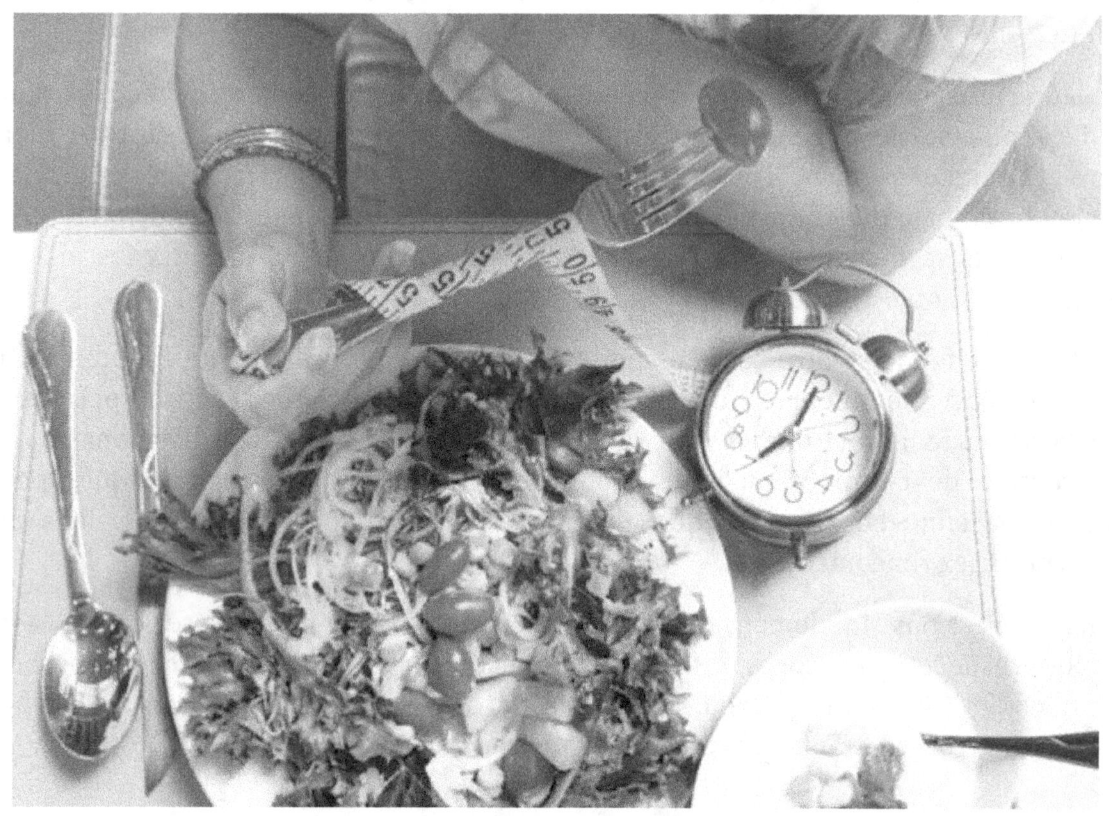

CHAPITRE 1 : **Les bienfaits et les mythes du jeûne intermittent pour les femmes**

Le jeûne intermittent (JI) est une méthode simple et facile pour vous aider à gérer votre poids, équilibrer vos hormones et maintenir un corps sain. Bien que le JI ait la réputation d'être une nouvelle façon tendance de manger, c'est en réalité une méthode ancienne qui vous semblera naturelle une fois intégrée à votre vie.

Lorsque j'ai entendu parler du JI pour la première fois, j'étais tellement enthousiaste de commencer que je me suis affamé et j'ai failli abandonner. Si je n'avais pas été en contact avec des personnes qui faisaient des recherches sur le JI et qui comprenaient comment et pourquoi le JI a du sens, je n'aurais peut-être jamais progressé dans ce voyage. Donc, je veux commencer par partager des informations sur ce qu'est le JI — et ce qu'il n'est pas — et certains des avantages d'incorporer cette pratique alimentaire et curative dans votre vie. En partageant tout ce que je sais, je vous aiderai à construire une base solide pour que vous puissiez effectuer des changements significatifs facilement. Je vous fournirai des outils pour réussir votre premier jeûne, et chaque jeûne après celui-ci — des outils que j'ai appris de mes expériences personnelles et de mes expériences professionnelles avec des milliers d'autres personnes qui ont commencé le JI pour la première fois. Nous arriverons bientôt à cette partie du livre, mais commençons d'abord par examiner quelques termes, y compris ce que nous entendons par jeûne.

Qu'est-ce que le Jeûne Intermittent ?

Le jeûne est l'une des plus anciennes méthodes alimentaires connues de l'humanité. Le jeûne est la restriction volontaire de la nourriture pour des avantages religieux, spirituels ou de santé. En revanche, la famine est la restriction involontaire de la nourriture. La famine n'est pas un choix et n'est pas délibérée. Lorsque vous choisissez de jeûner, la nourriture est disponible ; c'est simplement que vous choisissez de ne pas la manger pendant un certain temps.

Le langage du jeûne

Le jeûne intermittent, également connu sous le nom de jeûne un jour sur deux, consiste à alterner entre des périodes où l'on mange et des périodes où l'on ne mange pas. La clé est le caractère intermittent, ce qui signifie que l'on jeûne fréquemment, mais pas de manière continue ou de la même manière tous les jours. Par exemple, je jeûne pendant 24 heures, trois fois par semaine. Je choisis les jours de jeûne le lundi, le mercredi et le vendredi. De cette manière, les week-ends sont propices à la dégustation de repas en compagnie de mon mari. Pour la plupart des gens, jeûner pendant 24 heures trois fois par semaine est le programme de jeûne intermittent le plus utile pour perdre du poids, équilibrer les hormones, prévenir et inverser le diabète de type 2 et d'autres maladies liées à l'insuline.

L'alimentation à durée limitée est lorsque l'on se permet de manger seulement entre certaines heures de chaque jour. Par exemple, vous pourriez constater qu'une période de 16 heures entre votre dernier repas du soir (dîner précoce) et votre premier repas du matin (petit-déjeuner) constitue une restriction horaire gérable pour vous. Cela signifie que du dîner jusqu'à un petit-déjeuner tardif, vous ne consommez pas de nourriture. Notre premier repas de la journée s'appelle le petit-déjeuner pour une raison ! Souvent, les personnes qui débutent dans le jeûne commencent par une alimentation à durée limitée, avec d'excellents résultats.

Un exemple de jeûne à durée limitée est un jeûne 16/8. Cela signifie que vous ne mangez que pendant une fenêtre de 8 heures. Pendant 16 heures de la journée, vous ne consommez pas de nourriture. Un autre exemple courant est un jeûne 18/6. La plupart des personnes pratiquant le jeûne 18/6 sautent un repas par jour, peut-être le petit-déjeuner ou le dîner. Vous mangez pendant une fenêtre de 6 heures, et il y a 18 heures dans la journée où vous ne mangez pas.

Ces plans alimentaires ne sont pas intermittents, car ils sont suivis tous les jours de la même manière. Ils ne sont pas non plus des plans de jeûne thérapeutique, car bien qu'ils soient excellents pour maintenir une bonne santé, ils ne sont pas idéaux pour la perte de poids chez les femmes ayant des problèmes liés à l'insuline. Les niveaux d'insuline ne sont pas supprimés suffisamment longtemps pour que l'alimentation à durée limitée soit un vrai jeûne intermittent, ce qui rend difficile la perte de poids avec cette méthode. Cependant, même une courte pause dans l'alimentation peut être bénéfique. Pour rendre ces plans alimentaires intermittents, vous devez modifier votre horaire alimentaire afin qu'ils ne suivent pas le même schéma jour après jour. Par exemple, vous pouvez faire un jeûne 16/8 un jour et le suivre avec une journée alimentaire normale. Pour de meilleurs résultats, je recommande l'alimentation à durée limitée à des femmes les jours où elles ne jeûnent pas.

Le jeûne prolongé désigne tout jeûne d'une durée supérieure à 72 heures. Les jeûnes prolongés peuvent être bénéfiques pour réinitialiser les hormones et lutter contre le vieillissement, mais ils ne conviennent pas à tout le monde, et vous ne devriez pas les pratiquer trop fréquemment, voire tout le temps. Je recommande de faire un jeûne prolongé uniquement avec un suivi médical et en laissant au moins six à huit semaines entre chaque jeûne. Trop de jeûnes prolongés peuvent entraîner une lassitude du jeûne, une frustration profonde et des carences nutritionnelles, en particulier en vitamines D, K et en sélénium. Le sélénium est essentiel pour le fonctionnement de notre thyroïde, et une carence peut entraîner une faiblesse musculaire et une fatigue. Cependant, une surdose de sélénium peut également avoir des effets néfastes, il n'est donc pas recommandé aux gens de prendre beaucoup de sélénium pour traverser des jeûnes prolongés.

Les bienfaits du jeûne intermittent pour les femmes

De nombreuses femmes viennent me voir avec une raison spécifique pour essayer le jeûne : elles veulent perdre du poids, augmenter leur fertilité, gérer leur diabète de type 2 ou trouver une façon durable de manger qu'elles peuvent intégrer dans leur vie. Le jeûne intermittent aborde toutes ces problématiques et offre également des bienfaits à la plupart des femmes adultes, quel que soit leur état de santé actuel ou leur stade de vie. Il existe de nombreux avantages au jeûne intermittent, allant de la préservation de la perte de poids à l'incroyable flexibilité de cette méthode alimentaire.

Maintien de la perte de poids

Lorsque j'ai commencé à jeûner de manière intermittente, j'ai perdu 27 kilogrammes. Et j'ai maintenu une perte de poids de 39 kilogrammes pendant dix ans grâce au jeûne intermittent. J'ai constaté cette perte de poids soutenue à long terme à maintes reprises, chez des milliers de femmes. Je vais explorer les raisons pour lesquelles le JI entraîne une perte de poids dans le chapitre 4, mais la perte de poids est l'un de ses principaux avantages.

Inversion du diabète de type 2

Lorsque nous consommons du sucre ou de l'amidon, notre taux de sucre dans le sang (glucose) augmente naturellement. Nos niveaux de sucre dans le sang devraient diminuer dans les deux heures suivant les repas, mais si vous avez un diabète de type 2, ces niveaux restent élevés. Le jeûne intermittent traite la cause profonde du diabète de type 2, et le résultat est que vous avez une réponse normale au glucose deux heures après avoir mangé. Nous explorons cette réponse plus en détail dans le chapitre 3.

Inversion du syndrome des ovaires polykystiques (SOPK)

Le SOPK est un trouble nommé d'après les croissances remplies de liquide qui peuvent se développer sur vos ovaires. Selon le nombre et la taille de ces croissances, elles peuvent perturber les hormones sexuelles produites dans vos ovaires. Ces perturbations peuvent entraîner des cycles menstruels irréguliers, l'infertilité, l'obésité et l'acné ou la croissance de poils sur le visage. Le jeûne intermittent s'oppose à la croissance, et donc nous constatons que ces croissances disparaissent, car nous traitons la cause profonde. Nous examinerons le SOPK plus en détail dans le chapitre 7.

Inversion de la stéatose hépatique non alcoolique (NAFLD)

La NAFLD se produit lorsque le foie accumule tellement de graisse qu'il ne peut plus fonctionner correctement. Ce type de graisse est viscérale (elle se trouve sur nos organes internes) et provoque des maladies. Le foie contrôle la capacité de notre corps à gérer efficacement le glucose, ce qui est le même problème que celui observé dans le diabète de type 2. Si nous avons des problèmes avec le foie, nous avons des problèmes avec le diabète de type 2. Le JI donne au corps la possibilité d'utiliser cette graisse viscérale comme source d'énergie, ce qui contribue à inverser la NAFLD.

Baisse du taux de cholestérol

Des niveaux élevés de certains types de graisses appelées cholestérols peuvent augmenter notre risque de maladies cardiaques et d'accidents vasculaires cérébraux. Ils peuvent également aggraver le diabète de type 2. Le jeûne intermittent réduit l'inflammation dans le corps, ce qui abaisse les niveaux de cholestérol.

Baisse de la pression artérielle

Des niveaux élevés de pression artérielle imposent une charge importante à votre cœur. Lorsque vous jeûnez de manière intermittente, vous perdez de l'eau et du sodium en excès, et ensuite votre pression artérielle diminue. Comment et pourquoi le jeûne intermittent aide à abaisser la pression artérielle est un sujet très vaste, au-delà de la portée de ce livre, mais il est utile de connaître ce bénéfice, car de nombreuses femmes luttent contre une pression artérielle élevée. Une pression artérielle élevée est en fait un symptôme d'hyperinsulinémie — trop de sucre et donc d'insuline — et comme vous le verrez tout au long de ce livre, le jeûne vous aide à réduire vos niveaux d'insuline. En retour, si elle est élevée, votre pression artérielle baissera.

Induit l'autophagie pour prévenir les maladies et ralentir le vieillissement

L'autophagie est un processus physiologique au cours duquel le corps traque les cellules et protéines endommagées et vieilles, les décompose et les utilise pour former de nouvelles cellules et protéines saines. Lorsque vous êtes en état d'autophagie, votre corps prévient activement les maladies et ralentit le vieillissement. Dans le chapitre 10, nous examinons comment le JI induit l'autophagie.

Rend la planification simple et flexible pour les femmes occupées

Pour moi, l'un des plus grands avantages du jeûne intermittent est à quel point il est facile à intégrer dans ma vie. Les femmes doivent jongler avec tant de choses. Avec le JI, je n'ai pas à penser et planifier les repas tout le temps. Les jours de jeûne, je n'ai pas du tout à cuisiner pour moi-même, et je peux travailler toute la journée et utiliser ma pause déjeuner pour une promenade et pour soulager le stress, au lieu d'essayer de caser un repas. J'apprécie également la facilité avec laquelle je peux choisir les jours de jeûne et les jours de repas pour pouvoir savourer du gâteau le jour de mon anniversaire ou de merveilleux repas de vacances avec ma famille et mes amis. En plus des bienfaits pour la santé du JI, sa simplicité m'a aidée à rester constante dans mes habitudes alimentaires. Pour en savoir plus sur le JI et la planification, consultez le chapitre 10.

Malgré tous ces avantages très réels et concrets, les réseaux sociaux sont envahis de publications affirmant que le jeûne est dangereux ou ne fonctionne pas pour les femmes. Dans mon expérience personnelle et clinique, je n'ai rien vu d'autre que l'impact incroyable du jeûne intermittent, ainsi que des protocoles d'alimentation à durée limitée, sur les femmes à tous les stades de leur vie.

En tant que scientifique, je crois qu'il est toujours important de remettre en question ce que l'on nous dit. Par exemple, je dis toujours à mes patients que mon objectif est qu'ils décident de jeûner parce qu'ils comprennent pourquoi ils jeûnent et comment cela leur est bénéfique. Je ne veux jamais que quelqu'un jeûne un lundi parce que Michèle a dit qu'ils devraient le faire. Vous devriez jeûner parce que vous pensez que la science derrière cela a du sens pour vous. Alors, démystifions certaines des idées fausses sur le jeûne.

Vrai ou faux ? Quelques mythes courants sur les femmes et le jeûne

Les femmes, en particulier, ont tendance à craindre que le jeûne intermittent ne nous rende trop affamées et improductives, et qu'il ne perturbe nos hormones. J'ai travaillé dur tout au long de ma carrière et avec toutes mes patientes pour dissiper ces nombreux mythes associés au jeûne. Nous allons examiner ces idées fausses depuis longtemps réfutées afin que vous vous sentiez en sécurité et enthousiaste pour le voyage que nous entreprenons. Voici les mythes que j'entends le plus souvent.

Mythe n° 1 : Le jeûne intermittent vous rend trop fatiguée et affamée pour être productive

Beaucoup de femmes craignent que si elles jeûnent, elles seront trop fatiguées et affamées pour se concentrer et être productives. Et comment pouvons-nous jongler avec notre travail, nos familles, nos maisons et nos responsabilités si nous ne pouvons pas rester éveillées ou concentrées ? Permettez-moi de vous rassurer : vous serez plus alerte et capable de vous concentrer une fois que vous entrerez dans le rythme du jeûne. C'est l'une des raisons pour lesquelles j'adore cette méthode alimentaire. Depuis que j'ai commencé à jeûner, j'ai développé mon entreprise, car je suis plus alerte et compétente que jamais. Et je n'ai pas faim. Toutes mes patientes disent la même chose ! Pourquoi nous sentons-nous moins affamées et plus alertes ? Parce que nous apprenons à réagir à la nourriture d'une nouvelle manière.

Après entre 4 et 8 heures sans manger, nous commençons tous à ressentir des gargouillis d'estomac. Ces contractions stomacales sont déclenchées par de nombreux facteurs, dont tous ne sont pas liés à un besoin de nourriture. Vous comprendrez ce que je veux dire si vous avez déjà senti l'odeur du bacon fraîchement cuit ou des pains à la cannelle et avez soudainement ressenti la faim. Nous avons cette réponse inconditionnée tout le temps — nous passons devant des cafés à chaque coin de rue, voyons des publicités pour des burgers délicieux sur nos ordinateurs portables et respirons les odeurs de nourriture industrielle à l'épicerie. Et naturellement, nous commençons à saliver.

Nous avons également une réponse conditionnée à la faim. Cette réponse est apprise. Par exemple, nous ressentons la faim lorsque nous nous installons pour regarder un film. Nous mangeons du pop-corn parce que nous l'associons à une sortie au cinéma ou une soirée devant la télévision. Nous nous sommes également conditionnés à avoir faim lorsque nous sortons du lit ; à la récréation ou à la pause café de fin de matinée ; à l'heure du déjeuner, à la récréation de l'après-midi, ou à la pause café ; au souper ; et le soir, peut-être quand nous sommes devant notre émission préférée ou juste avant d'aller au lit. La plupart du temps où nous ressentons cette réponse conditionnée, notre corps n'a pas réellement besoin de nourriture.

Lorsque vous jeûnez de manière intermittente, vous ne mangez que pendant certaines heures certains jours. Et pour jeûner avec succès, vous devez rompre votre réponse conditionnée à la nourriture. Lorsque vous avez faim parce que vous êtes assise sur le canapé à regarder un film, vous choisissez de ne pas manger un paquet de chips, car vous êtes en dehors de votre plage alimentaire. Vous pourriez boire une tasse de tisane à la place. Lorsque vous avez faim à la collation de fin de matinée, vous pourriez faire une pause étirement à la place. En rompant avec ces réponses conditionnées à la faim, et vous le ferez, vous vous sentirez moins affamée. Il est libérateur de contrôler votre alimentation avec une méthode aussi simple.

Il est également bon de savoir que le jeûne est un état physiologique dans le corps, et le jeûne active le système nerveux sympathique de notre corps (notre système de lutte ou de fuite), qui nous réveille et nous donne de l'énergie.

Mythe n° 2 : Le jeûne intermittent provoque l'infertilité, perturbe les menstruations ou affecte la fonction thyroïdienne

L'une des plus grandes craintes des femmes lorsqu'elles envisagent le JI est que le jeûne interférera avec leurs hormones, en particulier nos hormones sexuelles et thyroïdiennes. Bien que les hormones féminines soient plus complexes que les hormones masculines, le jeûne n'affecte pas ces hormones de manière négative. Dans mon expérience clinique, je n'ai vu le jeûne affecter les femmes que de manière positive. Certaines femmes peuvent observer des retards ou d'autres irrégularités dans leur cycle menstruel lorsqu'elles commencent à jeûner. Mais la plupart des femmes, y compris beaucoup qui ont du mal à concevoir ou qui ont des règles irrégulières et douloureuses, voient leur cycle menstruel se réguler complètement après trois mois et leurs symptômes du syndrome prémenstruel (SPM) réduits. En régulant nos hormones et en rendant nos cycles menstruels plus prévisibles, le jeûne augmente la fertilité. J'ai travaillé avec des femmes infertiles depuis des années qui découvrent après six semaines qu'elles peuvent devenir enceintes.

Nos hormones thyroïdiennes sont les précurseurs de nos hormones sexuelles, et de nombreuses femmes sont donc particulièrement préoccupées par le fait que le jeûne puisse affecter négativement leur fonction thyroïdienne. Beaucoup de femmes ont également des problèmes thyroïdiens non liés à la fertilité. La bonne nouvelle est que le jeûne intermittent améliore l'hypothyroïdie et la maladie de Hashimoto. Ces deux conditions surviennent lorsque le corps produit trop peu de thyroïdes, car les cellules deviennent chroniquement enflammées, et lorsque nous jeûnons, nous réduisons cette inflammation, et les cellules commencent à nouveau à absorber efficacement les hormones thyroïdiennes. (Si vous prenez des médicaments thyroïdiens, consultez votre endocrinologue avant de commencer le jeûne. Beaucoup de femmes souffrent soudainement d'hyperthyroïdie après avoir commencé à jeûner et doivent réduire leur médication thyroïdienne.)

Mythe n° 3 : Le jeûne intermittent fait fondre ou brûler vos muscles

Beaucoup de femmes craignent que si elles jeûnent de manière intermittente pour perdre du poids, elles perdront ou brûleront leur masse musculaire. Fondre et brûler suggèrent tous deux une perte de muscle : le premier parce que les gens ont l'idée qu'ils ne reçoivent pas assez de carburant pour maintenir l'intégrité musculaire, et le second parce que l'hypothèse est que le corps utilise d'une manière ou d'une autre les muscles comme source d'énergie. Je préfère le terme fondre car dans mon expérience clinique, beaucoup de personnes pensent que la fonte musculaire se produit parce que le corps ne reçoit pas assez de protéines pendant le jeûne. Le corps gaspille en effet un peu de muscle pour obtenir des protéines, mais il produit un cocktail hormonal qui permet au muscle de se régénérer rapidement lorsque vous vous nourrissez à nouveau.

Une grande partie de cette idée de fonte provient de nos tendances culturelles, qui nous poussent à trop manger. En Amérique du Nord, nos guides alimentaires créés par le gouvernement nous disent de manger six petits repas par jour plus des collations, et ils mettent l'accent sur les céréales, les céréales et les produits laitiers. La suralimentation en tant que mode de vie est intégrée aux nouveaux quartiers en ayant un café à chaque coin de rue et un fast-food tous les quelques pâtés de maisons. Le résultat est que la plupart d'entre nous manquent de micronutriments, car nous ne mangeons pas assez d'aliments crus et non transformés, et nous stockons beaucoup d'énergie en excès dans nos cellules graisseuses en mangeant trop souvent, une grande partie étant hautement transformée et raffinée. Nos corps veulent et doivent se débarrasser de toute cette graisse stockée, ce qui se produit lorsque nous jeûnons ; nos muscles ne fondent pas.

Considérez l'analogie suivante. Vous avez 100 morceaux de bois de chauffage sur le porche d'une cabane dans les bois. Vous voulez faire un feu par une froide nuit d'hiver. Jetez-vous la table basse, qui est fonctionnelle comme nos muscles, dans la cheminée ? Ou utilisez-vous le bois de chauffage, qui comme notre graisse corporelle n'a qu'une seule utilité comme combustible ? Pourquoi hacher une table basse qui sert à de nombreuses fins ? Tout comme vous brûleriez le bois de chauffage plus économique comme combustible, nos corps utilisent leur option la plus économique : nos sources de graisse. Nous avons évolué pour faire face aux périodes de pénurie alimentaire et d'abondance alimentaire, et cette graisse stockée facilite la récupération du carburant lorsque les sources alimentaires sont rares.

Le jeûne améliore notre capacité à créer une masse musculaire maigre. En vieillissant, nous perdons beaucoup de masse musculaire, et les muscles protègent vraiment nos articulations et nos organes. Perdre de la masse musculaire nous expose au risque de perdre également la densité osseuse. L'un des éléments constitutifs dont nous avons besoin pour développer une masse maigre (muscles et os) est l'hormone de croissance humaine (HGH). Et une façon de nous assurer d'obtenir suffisamment d'HGH est de jeûner. Nous produisons de l'HGH pendant le jeûne. En fait, des essais contrôlés randomisés montrent que le jeûne intermittent conserve trois fois plus de masse maigre que les régimes de réduction calorique. Ainsi, le jeûne vous aidera à gagner en force musculaire et en densité osseuse.

Une autre grande préoccupation pour certaines femmes est que le jeûne fera fondre les muscles. Certains détracteurs du jeûne affirment (sans aucune preuve) que vous perdez 100 grammes de muscle pour chaque jour de jeûne. Étant donné que je jeûne au moins deux jours par semaine, et ce, depuis des années, si cela était vrai, je ne devrais pas avoir assez de muscle pour taper ces mots. Drôle comment cela ne s'est pas produit. En examinant à nouveau ces essais contrôlés randomisés, le groupe suivant un régime calorique restreint a perdu des quantités statistiquement significatives de masse maigre, tandis que le groupe pratiquant le jeûne intermittent ne l'a pas fait. Je crois que le groupe pratiquant le jeûne a probablement perdu moins de masse musculaire, car le jeûne a incité leur corps à produire de l'HGH et de la noradrénaline. Le groupe pratiquant le jeûne a augmenté sa masse maigre de 2,2 % tandis que le groupe suivant un régime calorique restreint n'a ajouté que 0,5 %. En d'autres termes, le jeûne est quatre fois plus efficace pour conserver la masse maigre.

Mythe n° 4 : Le jeûne intermittent ralentit votre métabolisme

Beaucoup de gens pensent que le jeûne intermittent ralentit notre métabolisme. Cette idée est similaire à la préoccupation du mythe n° 1 (que nous serons fatigués et peu productifs), mais ce mythe se concentre sur la façon dont les femmes pensent que le jeûne inhibera des processus corporels spécifiques qui rendront impossible la perte de poids à long terme.

Le jeûne active notre système nerveux sympathique, notre réponse de lutte ou de fuite, qui produit de la noradrénaline. Cette hormone nous aide non seulement à brûler les graisses corporelles et à nous sentir énergisés pendant le jeûne, mais elle préserve également notre taux métabolique au repos (TMR). Nous entrerons dans ces mécanismes plus en détail au chapitre 2, mais le TMR est l'énergie que nous dépensons pour la respiration, la vision, la fonction cardiovasculaire et les autres systèmes subconscients de base qui nous maintiennent en vie que nous dormions ou que nous soyons éveillés.

Lorsque nous jeûnons, le TMR dépense plus d'énergie même lorsque nous nous détendons. Cependant, nous ne ressentons pas plus de fatigue, car nos corps utilisent notre graisse stockée pour nous donner de l'énergie et de la vitalité. Une étude de 2016 montre une réduction cliniquement significative du TMR chez ceux qui suivent un régime hypocalorique, mais aucune réduction dans le groupe JI. En d'autres termes, les personnes qui jeûnent de manière intermittente utilisent leurs sources de graisse stockée comme carburant, de la manière dont nos corps sont conçus. Le jeûne élimine et utilise les « bombonnes de gaz » supplémentaires, maintenant notre TMR, nous donnant plus d'énergie et améliorant notre santé.

Mythe n° 5 : Le jeûne intermittent vous pousse à manger plus de nourriture et moins de nourriture saine

Le jeûne brûle activement les graisses stockées pour fournir à votre corps toutes les calories et l'énergie dont il a besoin pour fonctionner de manière optimale ; par conséquent, l'appétit est réduit. De plus, le jeûne abaisse votre principale hormone de la faim, la ghréline, et augmente votre principale hormone de satiété, la leptine. La plupart des personnes qui jeûnent sont surprises de voir à quel point elles ont peu envie de manger. Leur corps est alimenté par une grande quantité de leur propre graisse, de sorte qu'elles ne peuvent physiquement pas manger beaucoup, même lorsqu'elles rompent leur jeûne. Le jeûne est-il une expérience différente pour les femmes que pour les hommes ? Oui, c'est le cas, comme nous le verrons au chapitre 8. Les résultats finaux diffèrent-ils ? Pas vraiment. Les femmes empruntent simplement des voies légèrement différentes pour parvenir au même endroit.

La malbouffe peut rendre les personnes qui jeûnent fatiguées. Si, après le jeûne, vous mangez des aliments qui vous remplissent, mais n'ont aucune valeur nutritionnelle, vous le remarquez immédiatement, car votre système est tellement propre et efficace. C'est comme si votre pare-brise de voiture était sale, vous ne remarqueriez pas si une particule de saleté tombait dessus. Mais si vous laviez votre pare-brise et qu'une particule de saleté ou d'excrément d'oiseau tombait dessus, vous le remarqueriez immédiatement.

Mythe n° 6 : Le jeûne intermittent entraîne des crises de boulimie ou des troubles alimentaires

Une préoccupation fréquente que j'entends des femmes est que le jeûne les amènera à adopter une approche alimentaire désordonnée. Cependant, comme vous n'avez pas à compter les calories ni à mesurer les aliments lorsque vous jeûnez, je constate que leur attitude envers la nourriture devient en réalité plus détendue et saine.

Les mythes que j'ai abordés ici inquiètent de nombreuses femmes lorsqu'elles envisagent le jeûne intermittent pour la première fois, mais comme je les ai déconstruits pour vous, j'espère que vous vous sentez confiantes que nous allons trouver ensemble la méthode de jeûne intermittent qui convient à votre corps. Nous avons tous des obstacles que nous devons respecter, ce qui signifie que nous devons tous trouver notre propre chemin vers la santé. Le jeûne est cette solution.

Points à retenir du chapitre 1

• Il existe plusieurs façons différentes d'utiliser le jeûne intermittent ou l'alimentation à plage horaire, et nous devons chacun trouver le protocole qui convient le mieux à notre vie et à notre corps.

• Les avantages du jeûne intermittent comprennent l'inversion des maladies, une meilleure santé, une meilleure régulation hormonale, une meilleure gestion du poids et un plus grand contrôle personnel de votre corps, de votre emploi du temps et de votre santé.

• Les mythes autour du jeûne intermittent sont répandus, mais ne résistent pas à la pratique clinique.

• Le jeûne est un état physiologique qui active le système nerveux sympathique de notre corps (système de lutte ou de fuite). Lorsqu'il est activé, ce système déclenche des hormones qui conduisent à une amélioration globale de notre bien-être.

CHAPITRE 2 : **Confusion autour des calories.**
Pourquoi les conseils diététiques conventionnels échouent

De nombreuses femmes viennent me voir dans le désespoir. Elles ont essayé pendant des années de suivre les conseils diététiques conventionnels, mais n'ont pas réussi à maintenir leur poids. Souvent, elles ont initialement perdu quelques kilos avec un régime, mais au fil du temps, elles ont tout repris, finissant souvent par peser plus qu'au début. Les femmes qui suivent les conseils diététiques conventionnels perdent en moyenne 10 % de leur poids de départ. Ce chiffre peut sembler correct, bien que pas incroyable, mais si l'on examine cette petite réduction sur une plus longue période, on constate que la plupart des femmes reprennent tout sauf 2 kilos dans les deux à cinq ans suivant la fin de leur régime.

Dans ce chapitre, nous examinerons pourquoi les régimes conventionnels échouent à long terme. Nous reviendrons aux bases pour voir les fausses hypothèses sur lesquelles reposent la plupart des conseils diététiques et passerons un certain temps à réfléchir à la manière dont le corps fonctionne réellement. Mais avant cela, commençons par un mot que nous entendons tout le temps et qui est à la source de beaucoup de confusion : calorie.

Qu'est-ce qu'une calorie, vraiment ?

Nous voyons le mot « calorie » sur tous nos emballages nutritionnels, et beaucoup d'entre nous l'associent à la graisse ou à la prise de poids. Mais une calorie est simplement une mesure d'énergie : une calorie équivaut à une unité d'énergie. Nos corps ont besoin d'énergie (mesurée en calories) pour alimenter tous nos systèmes corporels, tels que nos fonctions de reproduction, respiratoires et cardiovasculaires.

La raison pour laquelle nous voyons les calories sur nos emballages nutritionnels est que nous obtenons notre énergie (carburant) à partir de la nourriture et des boissons. Ces chiffres sur nos emballages nous indiquent combien d'énergie se trouve dans une portion spécifique de cette nourriture ou boisson. Le processus par lequel nos corps convertissent ce que nous mangeons et buvons en énergie s'appelle le métabolisme. Au cours de ce processus complexe, les calories contenues dans notre nourriture et nos boissons sont combinées avec de l'oxygène pour libérer l'énergie dont notre corps a besoin pour fonctionner. Il y a beaucoup de désinformation sur les calories, il est donc important de se rappeler que les calories sont de l'énergie. Et nos corps ont besoin d'énergie.

Les conseils diététiques conventionnels parlent de « calories consommées » et de « calories dépensées ». Le reste de ce chapitre utilise « Calories consommées » pour se référer aux calories que nous consommons dans la nourriture et les boissons. « Calories dépensées » est la manière dont les calories sont utilisées : nous « brûlons » des calories comme le carburant nécessaire pour bouger (comme pendant l'exercice) et aussi comme le carburant pour tous les systèmes et fonctions de notre corps (comme ceux associés à notre taux métabolique au repos).

Beaucoup d'entre nous ont entendu dire qu'une femme adulte doit consommer entre 1600 et 2400 calories par jour pour que son corps fonctionne de manière optimale, et beaucoup d'entre nous ont entendu dire que la façon d'atteindre la perte de poids est de réduire le nombre de calories que nous consommons. Certains régimes préconisent une consommation très faible en calories, comme le modèle de 1500 calories par jour (le régime de semi-privation du Dr Ancel Keys). L'idée sous-jacente est qu'en réduisant nos Calories consommées, nous pouvons facilement perdre du poids. Cependant, cette idée n'est pas basée sur des faits ou des recherches actuelles.

Beaucoup d'entre nous croient fondamentalement que si nous réduisons les Calories consommées ou augmentons les Calories dépensées, nous perdrons du poids. Nous croyons que nous devons manger moins (réduire les Calories consommées) et bouger davantage (augmenter les Calories dépensées) — si seulement nous faisions plus d'exercice, nous utiliserions plus de calories et perdions plus de poids.

Pourquoi le modèle de réduction des calories ne fonctionne pas

Tous les régimes actuels de perte de poids reposent sur le même principe sous-jacent : le nombre de calories que nous consommons doit être inférieur au nombre de calories que nous dépensons. Chaque tendance alimentaire se présente différemment : certains sont des régimes à base de soupes, de shakes et de jus ; d'autres vous demandent de suivre un plan alimentaire ou de suivre des points. Mais le principe fondamental est toujours la même équation calorique. Nous pouvons essayer ce plan alimentaire ou ce régime de jus, mais les résultats sont toujours les mêmes. Nous perdons un peu de poids, puis le reprenons tout. Nous essayons un nouveau régime. Mêmes résultats. Nous essayons un autre régime. Pas de changement. Une définition de la folie est de faire la même chose encore et encore et d'espérer des résultats différents. Les régimes conventionnels de perte de poids ne sont rien d'autre que de la folie.

Dans les cercles scientifiques, cette approche est connue sous le nom de réduction calorique comme stratégie principale ou simplement le modèle de réduction des calories. Et la réduction des calories se fait de deux manières : soit en diminuant le nombre de calories que nous consommons dans la nourriture et les boissons, soit en augmentant le nombre de calories que nous éliminons en bougeant notre corps. Bien que chaque régime puisse avoir son ensemble particulier de règles, au fond, ils sont tous structurés comme ceci :

Calories consommées < Calories dépensées

Ou peut-être l'avez-vous entendu ou vu ainsi :

Que vous preniez un burger rapide chez McDonald's, Burger King, un burger reste un burger. De même, peu importe si votre régime recommande des shakes, des soupes, du poisson ou d'autres options, ils ont tous le même principe fondamental. Chaque régime de perte de poids que vous avez essayé repose sur la philosophie Calories consommées < Calories dépensées, et ce principe ne fonctionne pas. Il est basé sur plusieurs hypothèses qui existent depuis longtemps, toutes fausses.

Les trois fausses hypothèses que j'entends le plus souvent sont :

1. Les Calories consommées et les Calories dépensées sont indépendantes.
2. Nous avons un contrôle conscient sur les Calories consommées.
3. Nous avons un contrôle conscient sur les Calories dépensées.

Nous examinerons chacune de ces fausses hypothèses, puis nous commencerons à poser quelques questions ensemble. Je sais que de nombreuses femmes ont l'impression d'avoir échoué et sont continuellement frustrées par leur propre corps, car elles ne perdent pas de poids, quel que soit le régime suivi. Ce que je veux que vous retiriez de ce chapitre, c'est que le conseil diététique conventionnel lui-même est un échec, pas vous ni aucune des femmes qui ont trouvé impossible de gérer leur poids.

Le corps tend vers l'homéostasie

La première fausse hypothèse est que les Calories consommées et les Calories dépensées sont indépendantes. Pour comprendre la prise de poids et la perte de poids, nous devons comprendre ce qui se passe entre les calories entrantes et les calories sortantes. Elles sont liées hormonalement et par des systèmes corporels complexes. Le corps détermine ce qu'il utilise (les Calories consommées) et ce qu'il n'utilise pas (les Calories dépensées), et l'idée que nous avons un contrôle conscient sur cet équilibre cause beaucoup de tort aux femmes lorsqu'elles essaient de perdre du poids. (En fait, les deuxième et troisième fausses hypothèses que j'entends le plus souvent sont toutes deux des corollaires de cette première fausse hypothèse fondamentale.)

La vérité est que les Calories consommées et les Calories dépensées ne sont pas indépendantes, car nos corps ont tendance à l'équilibre, ou à l'homéostasie, dans tous les systèmes. Cette tendance est appelée homéostasie. Lorsque moins de calories entrent dans le corps, le corps ralentit pour en utiliser moins. L'idée fausse selon laquelle les Calories consommées sont indépendantes des Calories dépensées ignore l'importance de l'homéostasie et la tendance du corps à l'équilibre. Explorons davantage cette idée.

Dans les conseils diététiques conventionnels, l'équation de l'équilibre énergétique est généralement formulée comme suit : Masse grasse = Calories consommées — Calories dépensées. Cette équation est presque toujours mal interprétée pour signifier que si nous mangeons simplement moins de calories ou faisons plus d'exercice, nous perdrons de la masse grasse. Et cette pensée a guidé les conseils diététiques au cours des cinquante dernières années. On nous a dit de restreindre les calories en réduisant la consommation de graisses alimentaires — des aliments comme le beurre, le fromage, les noix, les œufs et la viande qui sont riches en calories. On nous a également dit de réduire le nombre de calories que nous consommons en contrôlant la taille de nos portions — en mettant moins dans notre assiette ou en mangeant de petites quantités plusieurs fois par jour, au lieu de repas plus importants. Mais n'oubliez pas, trois variables doivent être prises en compte : la masse grasse, les Calories consommées et les Calories dépensées.

On nous a fait croire que nos corps ont toujours besoin du même nombre de calories pour fonctionner normalement. Selon cette logique, si vous changez une variable, par exemple, les Calories consommées, alors soit la masse grasse, soit les Calories dépensées peuvent changer pour maintenir l'équation stable. Cette idée suppose que la masse grasse est simplement un réceptacle non régulé pour les calories excédentaires. Mais ce n'est pas le cas. Et cela est dû à notre taux métabolique au repos (TMR).

Le TMR est le nombre de calories que le corps brûle en effectuant les fonctions nécessaires pour rester en vie. Le TMR est également souvent appelé le taux métabolique de base (BMR). Pensez à ce taux comme au nombre de calories dont votre corps aurait besoin si vous restiez au lit toute la journée ! Même pour passer une journée sans bouger du tout, les calories sont un carburant essentiel pour les fonctions corporelles de base. Ces fonctions de base, telles que le maintien du pompage de notre cœur, la pensée de notre cerveau, la respiration de nos poumons et la détoxification de notre foie, brûlent des calories à un certain taux. Ce taux varie d'une personne à l'autre, et le TMR change tout au long de notre vie également.

En fin de compte, le corps peut ajuster son taux métabolique au repos. Cela signifie que lorsque vous mangez moins de calories, votre corps ralentit son TMR : il utilise moins de calories. En conséquence, à long terme, vous ne perdez pas de poids. Nous plongerons dans la façon dont le corps régule le TMR plus tard dans le livre, notamment dans les chapitres ultérieurs sur les hormones, mais pour l'instant, il est important de comprendre que tous les systèmes corporels humains sont étroitement régulés. Nous sommes des animaux très complexes avec de nombreux systèmes d'organes interdépendants, et cette régulation serrée est essentielle pour notre survie. Cette régulation serrée s'applique à chaque partie de la physiologie humaine. Et ce que cela signifie, c'est que la masse grasse n'est pas une décharge de calories excédentaires, mais fait partie d'un système complexe, équilibré par nos hormones et notre TMR.

Les hormones régulent la manière dont le corps stocke l'énergie

La deuxième fausse hypothèse est que nous avons un contrôle conscient sur les Calories consommées. Le modèle de réduction calorique suppose une relation de cause à effet entre une alimentation excessive et l'obésité. Autrement dit, manger trop de calories provoque l'obésité, et donc la solution est de manger moins (moins de calories). Le monde des régimes propose de nombreuses options pour manger moins : supprimer le sucre, la restauration rapide, les aliments transformés, etc. Tous ces régimes supposent que manger trop de calories est la principale cause de l'obésité. En suivant cette logique erronée, on pourrait se demander : « Pourquoi quelqu'un consomme-t-il trop de calories ? » La réponse serait « C'est un choix personnel ».

Nous pouvons tester l'hypothèse selon laquelle nous avons un contrôle conscient sur les Calories consommées en ajustant le nombre de calories consommées. Que se passe-t-il lorsque vous restreignez les calories ? Le point de vue standard prédit que manger moins de calories n'a aucun impact sur le nombre de Calories dépensées ou sur votre taux métabolique au repos (TMR). Que si vous mangez moins, vous perdez du poids. Nous avons tous entendu ce genre de conseils : mangez 500 calories de moins par jour et perdez 400 grammes de masse grasse par semaine. Mais comme nous le savons, souvent par expérience personnelle, ce n'est pas ce qui se produit. Et étude après étude, comme nous le verrons dans un instant, le confirme.

Imaginez un instant que les calories sont de l'argent que vous dépensez dans un budget énergétique pour le corps. Disons que vos revenus familiaux sont réduits de 30 pour cent. À court terme, vous constaterez peut-être que vous dépensez trop, car vous n'êtes pas habitué à cette réduction de budget. Vous pouvez vous endetter. Mais un mois ou deux plus tard, vous commencez à réduire vos dépenses. Peut-être que vous souscrivez à un abonnement Netflix au lieu d'aller au cinéma ou que vous utilisez les transports en commun au lieu de votre voiture. Avec le temps, vous cessez de dépenser trop et vous vous ajustez à votre nouveau budget.

C'est ce qui se passe dans les régimes de restriction calorique. À court terme, vous continuez à dépenser trop et donc vous perdez du poids. Mais à long terme, votre corps réduit les coûts et commence à utiliser moins d'énergie. Votre corps apprend à s'adapter : il réduit les coûts de votre fonction cognitive, de votre système reproducteur et d'autres systèmes dans le corps. En conséquence, vous vous sentez mal. Votre cerveau devient embrouillé. Vous avez faim tout le temps. La plupart des gens ne peuvent pas fonctionner avec ce modèle insoutenable, et donc ils reviennent à leur ancienne façon de manger. Parce qu'ils ont réduit l'utilisation d'énergie dans tous les domaines, ils se heurtent au plus gros problème de la restriction calorique : lorsqu'ils reviennent à manger comme ils le faisaient avant le régime de restriction calorique, ils commencent à prendre du poids.

Les régimes de restriction calorique réduisent notre taux métabolique ; le corps ne peut plus utiliser son apport calorique habituel en raison du régime. Le cycle de perte de poids suivie d'une prise de poids globale se poursuit. C'est alors que vous essayez un nouveau régime avec un nom différent. Mais le régime de soupe, de smoothie ou de comptage de points est le même régime avec un emballage différent. Et aucun d'entre eux ne fonctionne. Le modèle de réduction calorique ignore le fait que les réserves de graisse sont régulées par les hormones, comme nous le verrons au chapitre 3. Aucun de ces régimes de restriction calorique ne s'attaque à la cause profonde de l'obésité, qui est liée aux hormones et porte le nom de résistance à l'insuline.

Les hormones régulent la manière dont le corps utilise l'énergie

La troisième fausse hypothèse est que nous avons un contrôle conscient sur les Calories dépensées. Tout comme le modèle de réduction calorique suppose une relation de cause à effet entre une alimentation excessive et l'obésité, il suppose également une relation de cause à effet entre l'obésité et un manque d'exercice. Autrement dit, ne pas utiliser suffisamment de calories provoque l'obésité, et donc la solution est de bouger davantage. Le monde du fitness propose de nombreuses options pour faire plus d'exercice, comme l'entraînement par intervalles à haute intensité (HIIT), les cours de sculpture corporelle, etc., mais aucune de ces méthodes d'augmentation des Calories dépensées ne traite de la cause profonde de l'obésité. Si on vous a fait sentir paresseux ou inférieur parce que vous ne pouvez pas perdre de poids avec de l'exercice, vous n'êtes pas seul. Mais l'exercice n'est pas la clé de la perte de poids.

Les hormones régulent la manière dont notre corps utilise l'énergie, et vous pouvez faire de l'exercice autant que vous le souhaitez sans voir d'impact sur votre poids (une situation que beaucoup d'entre vous reconnaîtront), car le nombre de calories qui « sortent » n'est pas pertinent pour la gestion de votre poids.

Preuves concrètes que le modèle de réduction calorique ne fonctionne pas

The Biggest Loser est une émission de télé-réalité américaine de longue date qui oppose des candidats obèses les uns aux autres dans le but de perdre le plus de poids possible. Actuellement, le régime The Biggest Loser est classé comme le vingtième régime le plus populaire, et j'aimerais explorer l'impact qu'il a eu sur notre compréhension culturelle collective de l'alimentation et de la perte de poids. Le régime de perte de poids est un régime restreint en calories calculé à environ 70 pour cent des besoins énergétiques des candidats, soit généralement 1 200 à 1 500 calories par jour, accompagné d'un programme d'exercices intensifs souvent bien supérieur à deux heures par jour. Comme cette approche classique de manger moins et de bouger plus est soutenue par toutes les autorités nutritionnelles, le régime The Biggest Loser a obtenu la troisième place dans le classement 2015 du meilleur régime de perte de poids selon USA Today. Le poids moyen perdu par candidat cette saison-là était de

57 kilogrammes sur six mois, ce qui montre que cette méthode fonctionne absolument à court terme. Mais fonctionne-t-elle à long terme ? La candidate de la saison 2, Suzanne Mendonca, l'a bien expliqué en disant qu'il n'y a jamais d'émission de retrouvailles parce que « Nous sommes tous gros de nouveau ».2

Avec le régime The Biggest Loser, le taux métabolique au repos (TMR) chute comme un piano d'un immeuble de vingt étages. Au cours des six mois de 2015, le TMR des candidats a diminué en moyenne de 789 calories. En termes simples, ils ont brûlé 789 calories de moins par jour, tous les jours. À mesure que le métabolisme diminue, la perte de poids atteint un plateau. Le corps ferme ses fonctions de base pour correspondre à l'apport calorique réduit. Une fois que la dépense devient inférieure à l'apport, le poids est repris, cela arrive pour les candidats une fois que les caméras s'arrêtent de tourner et que l'émission est terminée. Adieu l'émission de retrouvailles. Même après six ans, le taux métabolique ne se rétablit pas. Ce résultat est complètement prévisible. Tout le monde reprend du poids malgré le suivi d'un régime restreint en calories, même lorsque vos amis et votre famille vous accusent silencieusement de tricher sur votre régime.

Le ralentissement métabolique a été scientifiquement prouvé depuis plus de cinquante ans. Manger moins, bouger plus ne fonctionne que à court terme, avant que le métabolisme au repos ne chute en réponse. La restriction calorique quotidienne échoue, car elle vous place dans un ralentissement métabolique, ou mode de famine. C'est une garantie. Ce que vous devez savoir, c'est ceci : le secret d'une perte de poids à long terme est de maintenir votre métabolisme au repos. Ce que je vais partager avec vous sur le jeûne vous aidera à maintenir votre TMR stable, mais commençons par examiner ce que la science nous montre sur la raison pour laquelle les régimes classiques ne fonctionnent pas.

Preuves scientifiques que le modèle de réduction calorique ne fonctionne pas

Dans les années 1950, l'expérience de famine du Minnesota du célèbre Dr Ancel Keys a placé des volontaires sous un régime de « semi-famine » de 1 500 calories par jour, soit 30 pour cent de calories en moins que leur régime habituel. En réponse, leur taux métabolique au repos a chuté d'environ 30 pour cent. Ils se sentaient froids, fatigués et affamés. Lorsqu'ils ont repris leur régime habituel, tout leur poids est revenu immédiatement. Depuis lors, de nombreux autres chercheurs ont mené des essais contrôlés randomisés pour tester diverses théories sur la perte de poids.

L'étude Women's Health Initiative

Publiée en 2006, l'essai de modification alimentaire de la Women's Health Initiative (WHI) était une étude ambitieuse et coûteuse menée par les National Institutes of Health, suivant près de 50 000 femmes post-ménopausées aux États-Unis pendant une période moyenne de 7,5 ans, avec des débuts entre 1993 et 1998. Les femmes ménopausées ont été choisies, car les menstruations introduisent trop de variabilité ; le SOPK ou les variables hormonales interfèrent avec les résultats, c'est pourquoi de telles recherches sont souvent, sinon exclusivement, menées avec des femmes post-ménopausées. Les résultats sont toujours utiles pour toutes les femmes afin de montrer les impacts des Calories In et Calories Out sur le poids et la santé métabolique.

Les femmes de cette étude ont soit suivi leur régime habituel (groupe témoin) soit un régime restreint en calories et faible en matières grasses conforme aux directives soutenues et acceptées par pratiquement tous les professionnels de la santé (groupe d'étude). Le groupe d'étude mangeait moins et faisait plus d'exercice. Le groupe d'étude recevait des séances d'éducation, des activités de groupe, des entretiens et des retours personnalisés pour réduire les graisses alimentaires à 20 pour cent des calories quotidiennes, augmenter les légumes et les fruits à cinq portions par jour, et augmenter les céréales à six portions par jour. Le groupe témoin, en revanche, recevait une copie des directives alimentaires pour les Américains, un livret fournissant des informations générales sur une alimentation saine et des considérations spéciales pour différentes populations.

Conformément aux recommandations nutritionnelles de l'époque, l'apport calorique total pour le groupe d'étude a été réduit de 1 788 à 1 446 calories par jour, soit une réduction de 361,4 calories par jour pendant plus de sept ans. La proportion de graisses par rapport aux calories a été réduite de 38,8 pour cent au début de l'étude à 29,8 pour cent les années suivantes. Les glucides ont été augmentés de 44,5 à 52,7 pour cent, car la consommation de céréales complètes était encouragée. Ce groupe aurait pu s'attendre à perdre plus de 13 kilogrammes par an en théorie. En réalité ? Après 7,5 ans, ce groupe pesait environ 400 grammes de moins que leur poids de départ.

Bien que nous n'ayons pas encore examiné la graisse corporelle par rapport au poids corporel, vous verrez dans les chapitres suivants à quel point la graisse corporelle est significative par rapport au poids corporel. Le poids corporel est la combinaison de la graisse corporelle, des muscles, des os, de la masse d'eau et d'autres choses. Vous pouvez peser 44 kilogrammes et être morbidement obèse si vous avez beaucoup de graisse corporelle.

Revenons à cette étude. Malgré un poids global légèrement plus faible, les femmes suivant ce régime de manger moins et de bouger plus avaient une taille plus grande, suggérant qu'elles portaient plus de la graisse dangereuse qui s'accumule autour de la région abdominale. Cette graisse viscérale est associée à plusieurs problèmes de santé graves qui affectent les femmes, tels que les maladies cardiovasculaires.

Le deuxième pilier de cette étude Women's Health Initiative était une augmentation de l'exercice. Les femmes du groupe d'étude ont augmenté leur activité physique quotidienne de 10 MET/semaine à 11,4 MET/semaine. Un MET est une équivalence métabolique, qui mesure l'activité physique ou le taux d'énergie dépensée au fil du temps. Les femmes du groupe d'étude ont augmenté leur niveau d'activité physique de 14 pour cent au cours de ces 7,5 ans tout en suivant le régime restreint en calories et pauvre en graisses.

Au début de l'étude, le poids moyen était de 76 kilogrammes avec un indice de masse corporelle (IMC) moyen de 29,1. Cet indice, qui mesure la graisse corporelle en fonction de la taille et du poids, est utilisé pour classer les personnes comme étant en sous-poids, de poids normal, en surpoids ou obèses. Ainsi, 29,1 plaçait les femmes dans la catégorie du surpoids, frôlant l'obésité. Que s'est-il passé au cours des sept années ?

Le groupe de manger moins et de bouger plus a bien commencé avec une moyenne de près de 2 kilogrammes de perte de poids au cours de la première année. À partir de la deuxième année, elles ont commencé à reprendre du poids et à la fin de l'étude, il n'y avait aucune différence significative entre les deux groupes. La perte de poids sur 7,5 ans n'était pas en moyenne de 450 grammes. Une explication possible est que les femmes ont perdu de la graisse et gagné du muscle, maintenant ainsi un poids stable. Si tel est le cas, elles auraient un rapport taille-hanche (WHR) réduit, car la graisse corporelle est généralement stockée autour de la taille. Malheureusement, la taille moyenne a augmenté de 89 à 90,1 cm, et le WHR moyen a augmenté de 0,82 à 0,83. Non seulement ces femmes n'ont pas perdu de poids, mais elles étaient en réalité plus grasses qu'auparavant.

Beaucoup de gens disent : « Je ne comprends pas. Je mange moins. Je fais plus d'exercice. Mais je ne semble pas pouvoir perdre de poids. » Je sais. Je les crois. Parce que ce conseil a été prouvé inefficace.

Un article séparé a examiné plus en détail la partie exercice de la Women's Health Initiative. Les chercheurs ont suivi 39 876 femmes de 1992 à 2004, les répartissant en trois groupes représentant des niveaux élevés, moyens et faibles d'exercice hebdomadaire.

Le groupe qui faisait le moins d'exercice (<7,5 heures MET par semaine) faisait moins d'environ 150 minutes par semaine, soit une moyenne de 20 minutes par jour. Le groupe qui faisait le plus d'exercice (>21 heures MET par semaine) faisait plus d'une heure par jour. Au départ, les femmes qui faisaient le plus d'exercice étaient les plus légères, et celles qui en faisaient le moins étaient les plus lourdes. Jusque-là, tout va bien. Mais que s'est-il passé au cours des dix années suivantes ? Vous pourriez vous attendre à ce que ceux qui continuaient à faire de l'exercice continuent à bénéficier de la perte de poids. Étonnamment, ce n'est pas ce que la recherche a montré.

Si vous faites de l'exercice pendant une heure chaque jour pendant trois ans, vous vous attendriez à peser 100 grammes supplémentaires. C'est plus que si vous ne faisiez rien du tout. Comme l'a expliqué Eric Ravussin, chercheur en diabète et métabolisme à l'Université d'État de Louisiane dans le magazine Time, « En général, pour la perte de poids, l'exercice est assez inutile. »

Les résultats décevants que nous constatons dans l'étude WHI sont confirmés dans pratiquement toutes les autres études randomisées contrôlées qui ont été réalisées depuis.

Le Programme de Prévention du Diabète et l'Étude Look AHEAD

Le Programme de Prévention du Diabète (DPP) était un essai qui s'est déroulé de 1996 à 2001. Le programme a réparti aléatoirement les participants en l'un des trois groupes suivants : un groupe qui suivait un régime hypocalorique et pauvre en matières grasses et faisait 150 minutes d'exercice par semaine ; un groupe qui prenait 850 milligrammes de metformine (un médicament contre le diabète) deux fois par jour ; et un groupe placebo. L'étude de résultats du DPP a continué à suivre la plupart des participants originaux depuis 2002. La stratégie du régime de manger moins a-t-elle fonctionné pour le groupe de changement de mode de vie ? À peine. Après dix ans, il n'y avait pratiquement aucune différence de poids entre les personnes qui suivaient leur régime habituel et le groupe qui restreignait délibérément ses calories.

Les National Institutes of Health ont parrainé un effort encore plus ambitieux en 2001. L'étude randomisée contrôlée Look AHEAD (Action for Health in Diabetes) a étudié 5 145 hommes et femmes en surpoids atteints de diabète de type 2, testant si un régime hypocalorique intensif pouvait réduire les crises cardiaques et les accidents vasculaires cérébraux. Les participants devaient manger soit leurs repas habituels (groupe de soutien et d'éducation) soit un régime réduit à entre 1 200 et 1 800 calories par jour (groupe d'intervention en mode de vie), combiné à une augmentation de l'exercice. Les participants suivant le régime hypocalorique ont pu maintenir une perte de poids d'environ 3 kilogrammes après dix ans, par rapport à ceux qui suivaient leur régime habituel.

Ce résultat semble plutôt bon, mais ce n'est pas tout à fait vrai si l'on examine de plus près. Si les patients du groupe d'intervention ne perdaient pas assez de poids, le protocole prévoyait de resserrer leur régime à aussi peu que 1 000 calories par jour. Si cette restriction alimentaire ne maintenait pas leur perte de poids, on pouvait leur administrer des médicaments pour la perte de poids. En d'autres termes, ces résultats ne sont pas une comparaison équitable entre aucune intervention et les effets d'un régime hypocalorique seul.

Le but principal de l'étude était de montrer que la perte de poids pouvait réduire les crises cardiaques et les accidents vasculaires cérébraux. Cependant, l'essai a été abandonné après 9,6 ans de suivi en raison de la futilité médicale. Autrement dit, il n'y avait pratiquement aucune chance que cette intervention soit réussie, et donc les chercheurs ont décidé qu'il n'y avait pas de raison de gaspiller plus de temps et d'argent.

L'Étude HEALTHY

En 2010, le groupe d'étude HEALTHY a publié un article intitulé « Une Intervention Scolaire pour la Réduction des Risques de Diabète » dans le prestigieux New England Journal of Medicine. Un nombre croissant d'enfants d'âge scolaire sont en surpoids ou obèses, ce qui les expose à un risque accru de diabète de type 2. L'objectif de l'étude était d'évaluer les effets d'une intervention multicomposante de trois ans dispensée par le biais des écoles. Un total de 4 603 élèves de la 6e à la 8e année dans quarante-deux écoles ont participé. La moitié des élèves étaient simplement évalués à intervalles réguliers ; l'autre moitié (le groupe d'intervention) était encouragée à :

- Réduire la teneur moyenne en matières grasses de leur alimentation
- Manger au moins deux portions de fruits et légumes par jour
- Manger au moins deux portions d'aliments à base de céréales et/ou de légumineuses par jour
- Augmenter leur temps d'activité physique modérée à intense

Bien que l'étude ait impliqué des étudiants, dans mon expérience clinique, les résultats s'appliquent à tout le monde : adultes et jeunes. Et il s'agit du même conseil que nous avons entendu maintes et maintes fois. Les étudiants ont-ils perdu plus de poids en utilisant cette approche ? Est-ce que cela a fonctionné ? Non, le groupe d'intervention n'a vu aucun avantage mesurable par rapport au groupe ne faisant rien de spécial.

Une dernière fois : les calories ne sont pas les coupables

En résumé, voici ce que dit la preuve scientifique sur la stratégie de perte de poids de manger moins et bouger plus : les régimes hypocaloriques combinés à une augmentation de l'exercice ne conduisent pas à une perte de poids à long terme. Si vous associez un régime hypocalorique à des médicaments pour la perte de poids, vous pouvez provoquer une légère perte de poids (environ 3 % du poids corporel). Cependant, cette stratégie ne vous rend pas en meilleure santé de manière mesurable. Ainsi, le conseil alimentaire de base qui a été donné à des milliards de personnes dans le monde entier au cours des cinquante dernières années ne conduit pratiquement à aucune perte de poids à long terme et n'a aucun impact sur la santé. Il n'est pas étonnant que nous ayons une épidémie d'obésité et de diabète de type 2 dans notre culture. Considérez les statistiques suivantes :

- 52 % des adultes américains ont au moins une maladie chronique.
- 70 % des Américains sont en surpoids ou obèses.
- Sur un régime alimentaire moyen, les gens reprennent 80 % du poids perdu dans les cinq ans.
- La personne moyenne essaiera 126 régimes au cours de sa vie.

Nous avons tous été prédestinés à l'échec. Pour répéter, car cela va à l'encontre de tout ce que vous avez entendu : la raison pour laquelle le conseil alimentaire que nous avons tous entendu tant de fois ne fonctionne pas, c'est parce que le secret de la perte de poids ne réside pas dans le comptage des calories ; il a à voir avec nos hormones. Nous n'avons pas un contrôle conscient sur les Calories In ou Calories Out car notre corps veut naturellement atteindre l'équilibre (homéostasie). Lorsque les Calories In diminuent, les Calories Out diminuent également pour compenser. Et lorsque les Calories In augmentent, les Calories Out augmentent également pour maintenir l'équilibre. Le résultat est l'absence de perte de poids. Qu'est-ce qui régule cette homéostasie dans le corps ? Les hormones. Plus tôt nous acceptons que les hormones régulent notre métabolisme et le stockage alimentaire, plus tôt nous pouvons cesser de suivre des conseils erronés. Et plus tôt nous pouvons cesser de nous blâmer pour ne pas obtenir les résultats que nous sommes censés avoir.

Dans le prochain chapitre, nous commencerons à explorer ce qui régule la quantité de graisse corporelle que nous portons et examinerons la cause profonde de l'obésité et du métabolisme médiocre. Ensuite, vous verrez comment le jeûne intermittent est différent de tous les autres régimes que vous avez jamais essayés.

Points à retenir du chapitre 2

• Chaque régime que vous avez essayé repose sur les mêmes principes. Ce sont tous le même régime avec des noms différents, tout comme le papier toilette de différentes entreprises reste du papier toilette. Et aucun d'entre eux ne vous aidera à perdre du poids.

• Les conseils alimentaires communément acceptés reposent sur trois fausses hypothèses. Nous supposons que les calories qui entrent dans notre corps et les calories qui en sortent sont indépendantes. Et que nous avons un contrôle conscient sur les deux. Nous croyons donc que nous pouvons contrôler notre graisse corporelle si nous contrôlons nos calories en mangeant moins et en faisant plus d'exercice. Ces croyances ne sont pas vraies.

• La plupart des gens reprennent le poids perdu lors d'un régime, non pas parce qu'ils ont échoué, mais parce que le taux métabolique au repos de leur corps ralentit pour compenser moins de calories.

• Faire plus d'exercice n'est pas une stratégie éprouvée pour une perte de poids efficace.

• Les régimes de restriction calorique ignorent le principe biologique de l'homéostasie, qui est la capacité du corps à s'adapter aux environnements changeants. Ces régimes n'abordent pas la cause profonde de l'obésité.

• Ce n'est pas de votre faute si aucun des régimes que vous avez essayés par le passé n'a fonctionné. Les preuves scientifiques ne soutiennent pas la méthode de réduction des calories.

CHAPITRE 3 : Le rôle de la résistance à l'insuline dans l'obésité et la mauvaise santé métabolique

La raison pour laquelle le jeûne intermittent nous aide à perdre et maintenir notre poids ; inverser le diabète de type 2, le SOPK et la stéatose hépatique non alcoolique ; et réduire le cholestérol et la pression artérielle est qu'il s'attaque à la cause profonde des problèmes. Les régimes conventionnels se concentrent sur les calories. Mais l'obésité et la mauvaise santé métabolique sont causées par l'insulino-résistance. Et l'insuline est une hormone, donc la clé d'une meilleure santé est d'équilibrer nos hormones.

Tous les systèmes du corps sont étroitement régulés par des hormones spécifiques. Plusieurs hormones clés régulent le métabolisme, le processus par lequel le corps convertit la nourriture et les boissons en carburant. La ghréline, également connue sous le nom d'hormone de la faim, provoque la faim. Et le peptide YY3-36 nous fait nous sentir rassasiés et arrête de manger. Mais l'insuline est de loin l'hormone la plus importante en matière de métabolisme, car elle régule le stockage de l'énergie. Nous ne pouvons pas décider dans notre tête de ressentir la faim ou la satiété. Et nous ne pouvons pas décider si nous devons stocker l'énergie sous forme de graisse ou l'utiliser comme carburant. C'est le travail de l'insuline. Comprendre ce qu'est l'insulino-résistance et son impact sur la santé est fondamental pour la manière dont j'aide les femmes à transformer leur relation avec la nourriture. Dans ce chapitre, je partage ce que j'ai appris pour vous préparer à votre voyage de jeûne.

Qu'est-ce que l'insuline ?

L'insuline est une hormone produite naturellement dans le corps par le pancréas. Beaucoup de gens associent l'insuline au diabète parce que nous connaissons quelqu'un atteint de la maladie, ou nous l'avons nous-mêmes. Les personnes atteintes de diabète de type 1 prennent de l'insuline, car leur propre pancréas produit peu ou pas d'insuline naturellement. Sans cette insuline, leur corps ne serait pas capable de stocker ou de brûler de l'énergie, et ils mourraient. Les personnes atteintes de diabète de type 2 produisent trop d'insuline, et leur corps reçoit constamment le message de stocker plus d'énergie. Pourquoi cela se produit-il ?

Lorsque nous mangeons, notre estomac et nos intestins décomposent les aliments en leurs composants : les graisses alimentaires, les protéines et les glucides (macronutriments) ainsi que les vitamines et les minéraux (micronutriments). Le système digestif traite chaque macronutriment différemment. Les graisses alimentaires se décomposent en acides gras ; les protéines se décomposent en acides aminés ; et les glucides deviennent des sucres, dont le glucose. L'insuline aide le corps à utiliser ce glucose, qui circule dans le sang, en le faisant pénétrer dans les cellules où il fournit de l'énergie. Le glucose continuera de circuler dans le sang à moins d'avoir de l'insuline pour l'aider.

Si nous demandons comment l'insuline abaisse nos taux de glucose sanguin, nous commençons à découvrir les complexités de cette hormone. L'insuline abaisse nos taux de glucose sanguin en se liant au récepteur de l'insuline sur une cellule. C'est comme une clé qui s'adapte parfaitement à une serrure. Lorsque l'insuline ouvre la serrure de la cellule, le glucose peut y pénétrer pour fournir l'énergie dont la cellule a besoin. Le glucose quitte le sang et pénètre dans la cellule. C'est ainsi que l'insuline abaisse nos taux de glucose sanguin.

Mais les cellules n'ont besoin que d'une certaine quantité d'énergie, et certaines n'en ont pas besoin à ce moment-là. Disons que vous êtes assis, en train de regarder un film, après le dîner. Peut-être que vous attrapez un sac de pop-corn parce que vous avez la réponse conditionnée à grignoter. Vos cellules n'ont besoin d'aucune énergie supplémentaire à ce moment-là, et donc votre corps doit décider quoi faire avec l'énergie supplémentaire que vous consommez. Le travail de l'insuline est de trouver comment stocker l'excès d'énergie.

Le corps peut stocker l'excès d'énergie alimentaire de deux manières, sous forme de :

1. Glycogène dans le foie ou
2. Graisse corporelle

Lorsque la nourriture pénètre dans le corps, l'insuline signale au foie que des nutriments sont en route. Nos intestins fournissent des acides aminés et du glucose directement au foie. Tout ce que le foie ne peut pas utiliser immédiatement, il le regroupe en longues chaînes pour former la molécule de glycogène. Nos réserves de glycogène sont de petits paquets d'énergie pour quand le corps a besoin d'un coup de fouet rapide de carburant. Ils sont stockés dans nos muscles et dans notre foie. Les paquets de glycogène stockés dans le foie peuvent facilement être convertis en glucose et vice versa pour fournir rapidement de l'énergie à différentes parties du corps. Les paquets de glycogène stockés dans les muscles ne peuvent être utilisés que par les muscles.

Lorsque nous mangeons et buvons, l'insuline décide de ce qu'il faut faire avec tout le carburant supplémentaire que nous consommons. L'insuline évaluera d'abord les réserves de glycogène. Et ici, il y a une difficulté. Notre corps a une capacité limitée à stocker du glycogène dans nos muscles et notre foie (parce qu'ils ont d'autres fonctions). Le surplus de carburant, une fois que les réserves de glycogène sont pleines, est redirigé vers nos cellules graisseuses. Cela se produit par l'intermédiaire d'une voie métabolique complexe appelée néoglucogenèse. Essentiellement, le corps envoie du glucose ou du glycogène supplémentaire aux cellules graisseuses pour un stockage à long terme.

Pensez à l'insuline comme un régulateur de trafic pour l'énergie (le glucose) qui entre sous forme de nourriture.

L'insuline dirige :

1. L'énergie vers les cellules
2. L'énergie vers les paquets de glycogène

Lorsqu'il n'y a plus d'énergie nécessaire :

3. L'excès est dirigé pour remplir nos cellules graisseuses

Maintenant que nous en savons plus sur le fonctionnement de l'insuline dans le corps, nous plongerons plus profondément dans la manière dont elle impacte nos cellules graisseuses et notre poids.

Le lien entre l'insuline et l'obésité

Nous avons tous des cellules graisseuses. Lorsque nous perdons du poids, nous ne perdons pas les cellules graisseuses ; nous perdons simplement leur plénitude. Nous vidons l'excès d'énergie à l'intérieur d'elles. Parfois, nos cellules graisseuses sont vides et nous pesons moins. Parfois, elles sont pleines et nous pesons plus. En fin de compte, l'insuline est responsable du changement, car son rôle est de diriger le stockage de l'excès d'énergie alimentaire dans le corps.

De manière intéressante, les médecins peuvent faire prendre du poids à n'importe qui en lui donnant de l'insuline. Le diabétique de type 2 moyen sous insuline prend environ 2 à 4 kilogrammes autour de son ventre en un mois après le début de ses injections. Même sans injections, nous pouvons amener notre corps à produire trop d'insuline. Une manière est le stress élevé et le mauvais sommeil, que nous explorerons dans le chapitre 5. Nous pouvons également aggraver le problème par ce que nous mangeons. Un régime alimentaire américain standard (SAD), qui met l'accent sur les céréales et les amidons, encourage la production d'insuline. Rappelez-vous, les glucides se décomposent en glucose. Nous pouvons également amener notre corps à produire trop d'insuline par la fréquence de nos repas. Plus nous grignotons souvent, plus nous stimulons la production d'insuline.

Ensemble, ces trois facteurs conduisent le corps à produire trop d'insuline. L'hyperinsulinémie signifie que la quantité d'insuline dans le sang est supérieure à ce qui est considéré comme normal. En fin de compte, l'hyperinsulinémie conduit à une résistance à l'insuline. Cette résistance est la cause fondamentale de l'obésité.

Comment se développe la résistance à l'insuline

Lorsque nous vivons avec un stress chronique ou que nous grignotons tout le temps, surtout lorsque ces aliments sont riches en sucre ou en glucides raffinés, nous augmentons la sécrétion d'insuline dans le corps. Cette sécrétion constante stimule à son tour la production d'insuline de notre corps. Après un certain temps, les récepteurs de l'insuline sur nos cellules deviennent moins réceptifs, et il faut plus d'insuline pour ouvrir les portes des cellules. À un moment donné, les récepteurs cessent de fonctionner avec notre propre insuline. Personne ne comprend vraiment pourquoi d'un point de vue biochimique, bien que nous sachions que cela se produit. Lorsque cela se produit, on parle de résistance à l'insuline (RI). Notre insuline et nos récepteurs ne sont plus compatibles, et nous développons un diabète de type 2 ou une obésité.

La résistance à l'insuline conduit à une accumulation encore plus importante d'insuline dans le sang. Même lorsque les cellules ont besoin d'énergie, elles ne l'obtiennent pas, car l'insuline ne peut pas activer le récepteur de l'insuline et le glucose n'est donc pas autorisé à pénétrer dans la cellule. Ce métabolisme anormal du glucose provoque de la fatigue, c'est pourquoi les personnes en surpoids ou atteintes de diabète de type 2 se sentent toujours si fatiguées. Nous observons des taux élevés de glucose chez ces personnes ; le glucose s'accumule dans le sang, car il ne peut pas pénétrer dans les cellules. Les chercheurs estiment que cette condition est causée par une exposition chronique à l'insuline, qui peut entraîner des niveaux toxiques d'insuline dans le corps.

Voici une analogie. Ma chanteuse préférée est Adele. À l'époque où son single à succès « Hello » est sorti, je l'adorais. Tout le monde l'adorait. Il a remporté des milliards de récompenses - et il passait à la radio tout le temps. Un jour, en rentrant du travail, « Hello » passait sur huit des douze stations de radio préréglées dans ma voiture. J'ai réalisé que j'en avais assez d'Adele et que je voulais juste crier « Goodbye! » quand elle chantait « Hello ». J'avais développé une résistance à Adele en raison d'une surexposition. Plusieurs mois plus tard, après que les stations de radio ont commencé à jouer d'autres musiques, j'ai aimé la chanson à nouveau. Nous pouvons tous développer une résistance par surexposition.

Ainsi, plus vous avez d'insuline dans votre sang, plus vous avez de sucre dans votre sang, ce qui conduit finalement au diabète de type 2. Généralement, les médecins traitent le symptôme du diabète de type 2 en donnant de l'insuline au patient, mais la cause fondamentale est généralement que l'insuline et les récepteurs d'insuline du corps ne fonctionnent plus ensemble. Et donc, nous donnons souvent de plus en plus d'insuline aux diabétiques. Trop d'insuline stimule également la croissance, ce qui peut conduire au SOPK (croissances sur les ovaires) et à l'obésité (plus de carburant stocké pour plus tard).

Vous n'avez pas besoin d'avoir un diabète de type 2 pour être résistant à l'insuline. En fait, beaucoup d'entre nous sont en route vers le diabète de type 2 sans même le savoir. Lorsque nous mangeons six petits repas par jour et grignotons, comme le suggèrent de nombreuses directives alimentaires actuelles et plans de régime, nous provoquons la sécrétion d'insuline toute la journée. Imaginez que le téléphone sonne à chaque fois que vous mangez et que votre corps commence à sécréter de l'insuline. Si le téléphone sonne toutes les heures, vous allez rapidement vous fatiguer du bruit et développer une résistance aussi.

En plus de l'insuline sécrétée lorsque vous êtes stressé ou lorsque vous mangez, la résistance à l'insuline elle-même provoque la sécrétion d'insuline par le corps ! La plupart des personnes qui suivent mon programme suivent un régime pauvre en glucides ou cétogène depuis un certain temps, et leur taux d'insuline est déjà dans la plage prédiabétique. Mais elles ne parviennent pas à perdre ces derniers kilos d'excès de poids. Très souvent, le problème est qu'elles sont passées de la consommation d'aliments qui faisaient sécréter au corps des niveaux élevés d'insuline à un régime où elles mangent constamment, malgré le changement de ce qu'elles mangent (en choisissant des options plus saines), elles n'ont pas changé quand elles mangent - et elles produisent toujours constamment de l'insuline. Le volume et la fréquence de cette sécrétion d'insuline conduisent à une résistance à l'insuline. Si vous mangez souvent des aliments qui provoquent une sécrétion importante d'insuline, vous pouvez perpétuer ce cycle même si vous n'êtes pas résistant à l'insuline.

Les dommages de l'alimentation constante

Dans la vie moderne, la nourriture est devenue notre meilleur ami. Nous mangeons pour célébrer, pour nous réconforter, pour soulager l'ennui. Nous sommes constamment en train de nous alimenter !

Nous submergeons nos corps d'insuline de deux manières. Premièrement, nous mangeons trop tout à la fois, ce qui produit d'importantes poussées d'insuline. Imaginez manger un repas très copieux comme si 100 personnes frappaient à votre porte d'entrée en même temps. Manger une grande assiette de quelque chose de riche en glucides, comme des pâtes, produit beaucoup d'insuline qui submerge le corps. Deuxièmement, nous mangeons tout le temps, ce qui crée un stimulus constant d'insuline. Une personne frappant à votre porte toutes les heures de la journée deviendrait également écrasante d'ici la fin de la journée. De la même manière, une sécrétion constante d'insuline nous submerge.

Considérez une journée typique pour beaucoup de gens :

- Se réveiller
- Prendre le petit-déjeuner
- Aller au travail
- Manger une collation lors d'une pause café
- Déjeuner
- Manger une collation l'après-midi
- Aller se promener ou aller à la salle de sport
- Manger une collation avant le dîner
- Dîner
- Manger une collation tout en regardant la télévision (ou rencontrer un ami pour boire un verre et grignoter)
- Manger une collation avant de se coucher
- Aller se coucher

Même si vous ne faites que grignoter des noix, des graines, du fromage et des olives, et choisissez des graisses saines pendant les repas, vous avez toujours une réponse constante à l'insuline tout au long de la journée. Ce n'est pas que vous ne pouvez pas manger ces aliments, vous devez simplement les manger avec un repas pour minimiser la fréquence de la sécrétion d'insuline. Nous examinerons attentivement différents types d'aliments et leurs impacts dans le prochain chapitre, mais notez que même si vous mangez sainement, les dommages de l'alimentation constante sont énormes.

Si vous mangez fréquemment, vous ne pouvez pas guérir votre corps. Imaginez que le gouvernement vous dise que vous devez remplir le réservoir d'essence de votre véhicule tous les jours. Ils insistent pour que vous mettiez 16 gallons chaque jour. Mais vous ne parcourez que 6 miles par jour. Vous auriez besoin d'acheter des bidons d'essence pour y mettre le carburant excédentaire. En remplissant un bidon, vous en auriez besoin d'un autre, puis d'un autre et encore d'un autre. Finalement, votre voiture, votre jardin, votre garage et toute votre maison seraient pleins - et vous vivez dans une zone dangereuse avec des bidons d'essence partout ! Quand nous mangeons constamment, c'est ce que nous faisons : nous continuons à stocker de la graisse dans nos cellules graisseuses jusqu'à provoquer des maladies chroniques, telles que l'obésité et le syndrome métabolique.

Le lien entre l'insuline et le syndrome métabolique (MetS)

Le syndrome métabolique (MetS) décrit un ensemble de symptômes qui nous expose à un risque élevé de développer des maladies cardiovasculaires, du diabète de type 2, de la stéatose hépatique non alcoolique (NAFLD), du syndrome des ovaires polykystiques (SOPK) et de certains cancers liés au métabolisme, tels que le cancer du sein (s'il n'est pas génétique) ou le cancer du côlon. Les symptômes du MetS sont :

- Taux de sucre élevé dans le sang
- Circonférence abdominale importante
- Triglycérides élevés
- Faible taux de cholestérol HDL (lipoprotéines de haute densité ou « bon cholestérol »)
- Hypertension artérielle

La résistance à l'insuline est la cause fondamentale du MetS. Cependant, tout comme tout le monde exposé au coronavirus ne présente pas tous les symptômes de la COVID-19, tout le monde ayant une résistance à l'insuline ne développera pas tous ses symptômes associés. Et lorsque nous gérons notre résistance à l'insuline, nous gérons nos symptômes et traitons nos maladies.

Nous discuterons du SOPK et de certains cancers féminins au chapitre 7, mais je tiens à prendre un moment pour considérer le diabète de type 2. L'intervention médicale la plus courante pour le diabète de type 2 consiste à le traiter avec de l'insuline. Mais si la résistance à l'insuline est la cause du diabète de type 2, pourquoi faisons-nous cela ?

Diabète de type 2

La norme actuelle de soins pour le diabète de type 2 traite les taux élevés de glucose sanguin (sucre sanguin). Les médicaments à base d'insuline abaissent le taux de sucre dans le sang à des niveaux « normaux », mais rappelez-vous que le taux élevé de sucre dans le sang est le symptôme, pas la cause. Ces médicaments déplacent le sucre du sang et le stockent ailleurs dans le corps, provoquant l'obésité, l'inflammation et la maladie. C'est un peu comme prendre tous les déchets de votre cuisine et les mettre dans votre sous-sol. Oui, votre cuisine semble plus propre, mais votre maison est toujours aussi désordonnée. Comme les médicaments abaissent les taux de glucose sanguin et que les patients ne sont pas surveillés quotidiennement, on leur dit de manger plusieurs fois par jour et de consommer des aliments riches en sucre pour « stabiliser les taux de sucre dans le sang ». En d'autres termes, on leur dit de manger du sucre pour que les médicaments ne fassent pas baisser trop leur taux de sucre. Ce conseil n'a aucun sens.

Un homme de quatre-vingt-dix ans dans la maison de retraite de ma grand-mère avait compris cela. Il ne comprenait pas pourquoi, si sa glycémie matinale était de 140 mg/dl, il devait manger du sucre pour ramener cette mesure à la même valeur de 140 mg/dl, puis prendre son médicament pour la ramener à la même valeur de 140 mg/dl. Il se demandait pourquoi il ne pouvait pas simplement jeûner pour éliminer le sucre. Il avait raison. L'infirmière praticienne ne lui a pas répondu, alors j'ai insisté pour obtenir une réponse. Elle m'a expulsé. Il y a beaucoup de résistance à l'idée que le jeûne puisse être une solution pour le diabète de type 2, mais plus vous avez d'informations et de soutien d'un professionnel de la santé qui comprend le jeûne, plus il est facile de prendre des décisions sur le jeûne qui correspondent le mieux à votre parcours de santé.

L'insuline est absolument nécessaire pour les diabétiques de type 1, car leur corps n'en produit pas, mais le diabète de type 2 est une maladie due à un excès d'insuline causé par des facteurs liés au mode de vie et à l'alimentation. L'insuline soulage les symptômes du diabète de type 2, mais elle ne traite pas la cause fondamentale. Alors, comment prévenons-nous et inverser la résistance à l'insuline et les maladies qui en découlent ?

Sensibilité à l'insuline, jeûne intermittent et rupture du cycle de la résistance à l'insuline

L'opposé de la résistance à l'insuline est la sensibilité à l'insuline. Les récepteurs de nos cellules fonctionnent avec notre propre insuline, et les cellules obtiennent l'énergie dont elles ont besoin. Nous voulons que nos cellules soient sensibles à l'insuline.

Voici la clé pour comprendre pourquoi le jeûne intermittent contribue à traiter la cause fondamentale de l'obésité, la résistance à l'insuline. Tout comme lorsque j'ai fait une pause dans l'écoute d'Adele, lorsque nous jeûnons de manière intermittente, nous supprimons l'insuline pendant de longues périodes et donnons ainsi au corps une pause. Et puis, lorsque nous rompons notre jeûne et réexposons le corps à l'insuline, nos cellules deviennent plus sensibles à l'insuline. L'insuline fonctionne à nouveau comme elle le devrait dans notre organisme, tout comme lorsque je suis revenu à l'écoute d'Adele et ai aimé à nouveau la chanson « Hello » !

Alors, comment réduisons-nous l'insuline dans le corps ? Ma réponse pour des milliers de femmes est que pour réduire les pics d'insuline dans le corps, nous réduisons le stress et dormons davantage, nous consommons moins d'aliments riches en glucose, et nous mangeons moins fréquemment. Et c'est là que le jeûne intermittent intervient. Contrairement à la restriction calorique, un régime pauvre en glucides et riche en graisses saines combiné au jeûne intermittent maintient les niveaux d'insuline en équilibre. Le jeûne supprime la production d'insuline pendant une période prolongée, rompant ainsi le cycle de la résistance à l'insuline.

Dans ce chapitre, nous avons examiné les dommages causés par le moment où nous mangeons (c'est-à-dire, le ravitaillement constant). Il s'agit du premier des trois facteurs qui conduisent le corps à surproduire de l'insuline, ce qui entraîne la résistance à l'insuline, l'obésité et les maladies métaboliques qui en découlent. Ensuite, nous explorerons le deuxième des trois facteurs : les types d'aliments que nous consommons dans un régime alimentaire américain standard, ou ce que nous mangeons, et comment nos choix alimentaires impactent notre corps.

Points clés du chapitre 3 :

• L'insuline est une hormone produite par le pancréas qui dirige la manière dont le corps utilise l'énergie alimentaire comme carburant.

• Nos habitudes alimentaires conduisent à la résistance à l'insuline de deux manières principales : la consommation du régime alimentaire américain standard (SAD) provoque de fortes poussées d'insuline, et le fait de manger constamment (grignoter et brouter) crée un stimulus constant d'insuline.

• La résistance à l'insuline est la cause fondamentale de l'obésité. Elle provoque une série de symptômes connus sous le nom de syndrome métabolique (MetS) qui nous exposent à des maladies telles que le diabète de type 2, la stéatose hépatique non alcoolique (NAFLD), le SOPK, les maladies cardiovasculaires et les cancers liés au métabolisme.

• Le jeûne intermittent traite la cause fondamentale de l'obésité, qui est le taux élevé d'insuline (hyperinsulinémie) conduisant à la résistance à l'insuline. Il aide nos corps à devenir à nouveau sensibles à l'insuline.

CHAPITRE 4 : **Comment un régime pauvre en glucides, riche en matières grasses et le jeûne peuvent transformer votre santé**

Nous parlions beaucoup de nourriture, car ce que nous mangeons est tellement important, et pourtant la plupart des gens en savent très peu sur l'effet de la nourriture sur leur corps.

Une question que je posais toujours était : « Quels sont les cinq aliments "réels" que vous éliminez de votre régime si vous voulez perdre du poids ? » Prenez un moment pour écrire vos réponses maintenant.

1..

2..

3..

4..

5..

La plupart des femmes mentionnaient toujours les mêmes aliments : pâtes, riz, pain, maïs et pommes de terre. À chaque fois. Est-ce proche de ce que vous avez répondu ?

Saviez-vous que tous ces aliments sont faibles en gras et en calories ?

Réfléchissons un peu plus à cela. Si les régimes actuels sont corrects, alors ce sont les aliments que vous devriez manger pour perdre du poids. Ils sont tous faibles en gras et en calories, bien que la plupart d'entre nous ne le sachent pas.

La question suivante évidente est « Pourquoi éliminer certains des aliments les moins caloriques et les moins gras de votre alimentation ? »

J'adorais ce moment où les patients commençaient à comprendre comment les conseils conventionnels les trompaient. Ces conversations ont aidé des femmes à voir que ce n'était pas eux qui échouaient ; c'était l'industrie de la diététique. Deux mythes omniprésents sur la nourriture qui impactent ceux qui cherchent à perdre du poids et à suivre un chemin vers le bien-être sont que les graisses alimentaires provoquent l'obésité et que manger de petits repas plus souvent entraîne une perte de poids. Nous avons examiné le deuxième mythe, quand manger, dans le dernier chapitre. Maintenant, je veux me concentrer sur quoi manger.

Nous sommes ce que nous mangeons

Le vieil adage « Nous sommes ce que nous mangeons » est vrai. Nos corps réagissent au type d'aliment que nous consommons en augmentant ou en diminuant notre production d'insuline. Je veux prendre le temps d'examiner chacun des trois blocs de construction de base de la nourriture, les macronutriments que nous appelons les glucides, les protéines et les matières grasses. Chacun d'eux a une fonction différente et provoque une réponse hormonale différente dans le corps. Il est important que nous comprenions comment la consommation de différents aliments impacte notre production d'insuline.

Glucides

Les glucides sont des aliments tels que les pâtes, le pain, les pommes de terre et les céréales. Qu'ils soient des céréales complètes comme le riz ou des céréales raffinées comme la farine, les glucides représentent souvent une grande partie de notre alimentation. Certains produits laitiers, fruits et légumes contiennent également des glucides, bien que en moindre quantité. La principale fonction des glucides dans le corps est de fournir de l'énergie alimentaire — pensez aux glucides comme source principale de carburant pour le corps. Les glucides se divisent en deux types différents, que la plupart d'entre nous ont entendu décrire à un moment donné : les glucides simples et complexes.

Les glucides simples sont composés d'une ou deux molécules de sucre, telles que le glucose et le saccharose (ensemble, ils forment le sucre de table). Des exemples courants incluent les bonbons, les cookies, le pain, les pâtes et d'autres aliments contenant beaucoup de sucre ou de grains raffinés (comme la farine et le riz blanc, par exemple).

Les glucides complexes peuvent être constitués de centaines ou de milliers de molécules de sucre simples, et ils sont donc plus complexes dans leur structure. Des exemples courants comprennent les haricots, le quinoa, les pommes de terre, les patates douces et les céréales complètes comme l'avoine et l'orge.

Lorsque nous consommons des glucides, le corps les décompose en leurs sucres constitutifs, principalement le glucose, et signale au pancréas de libérer de l'insuline. Rappelez-vous, l'insuline est la clé qui ouvre la serrure des cellules afin que le glucose puisse pénétrer à l'intérieur pour fournir de l'énergie. L'insuline agit comme un régulateur de la circulation, dirigeant les glucides (sucres) pour qu'ils deviennent de l'énergie pour nos cellules. Nous avons besoin d'insuline pour interagir avec un récepteur d'insuline sur la cellule, ce qui permet aux molécules de glucose de pénétrer à l'intérieur. Comme nous l'avons déjà appris, l'insuline dirige ensuite tout excès de carburant alimentaire pour qu'il soit stocké sous forme de réserves de glycogène, puis de graisse pour être utilisé ultérieurement.

Protéines

Les protéines sont des aliments tels que la viande, les fruits de mer, les œufs, le tofu, les noix et les graines ; constituées d'acides aminés, les protéines sont un élément de base essentiel pour la croissance et la réparation du corps. Nous n'avons besoin que d'une quantité limitée de protéines pour la croissance et la réparation, ce qui est choquant pour certaines femmes, car la consommation élevée de protéines est très à la mode dans le monde du fitness et de la diététique en ce moment. Malgré ce que de nombreuses publicités pour les poudres de protéines ou les substituts de repas riches en protéines pourraient vous laisser croire, manger beaucoup de protéines ne fait pas pousser ni nous ni nos muscles ; ce n'est pas du Miracle-Gro. Voici une analogie qui vous aidera à comprendre pourquoi.

Imaginez que vous construisez une cabane dans votre jardin. Vous n'avez besoin que d'un certain nombre de briques. Si vous commandez 10 000 briques et que vous n'en utilisez que 1 000, vous avez alors un excédent de 9 000 briques dont vous devez faire quelque chose. Considérez les briques comme des protéines, et ce serait comme un jour où vous mangez beaucoup de protéines, comme on vous l'a peut-être dit. C'est beaucoup de briques supplémentaires qui traînent. Le corps convertit l'excès de protéines en glucose dans le foie via un processus appelé gluconéogenèse. Ce processus fait monter nos taux de glucose sanguin, ce qui provoque la sécrétion d'insuline (mais pas en quantité suffisante pour causer une maladie) pour faire pénétrer le glucose dans les cellules. Le corps utilise ce glucose pour alimenter immédiatement le corps ou le stocke pour une utilisation ultérieure lorsque le corps en a besoin. Ainsi, bien que les protéines puissent conduire à la gluconéogenèse, les protéines elles-mêmes ne sont pas vraiment une source de carburant. Votre corps n'a besoin que d'une certaine quantité de protéines par jour — vous pourriez manger 300 grammes de protéines, mais votre corps n'aurait peut-être besoin que de 80 grammes ce jour-là pour la croissance et la réparation. Votre corps prendra le reste des protéines (220 grammes dans ce cas) et le convertira en glucose. Si votre corps n'a pas besoin de ce carburant immédiatement, alors ce glucose est converti en graisse corporelle via l'insuline. Ces protéines que vous mangez — ces briques supplémentaires — finissent par se retrouver sur votre corps sous forme de graisse.

Graisses alimentaires

Les graisses alimentaires se trouvent dans des aliments tels que les avocats, le fromage et les produits laitiers entiers, les poissons gras, les œufs, les olives et les huiles pressées à froid. Cette graisse est composée d'un squelette de glycérol attaché à des acides gras, et elle est utilisée pour créer de nouvelles cellules, des cholestérols sains, ainsi que de nombreuses hormones et vitamines dans le corps. Elle peut également être utilisée comme source de carburant pour le corps. Il existe deux principaux types de graisses alimentaires : les graisses naturelles non transformées et les graisses hautement transformées et raffinées.

Les graisses naturelles non transformées comprennent les oméga-3 (poissons), les graisses mono-insaturées (olives, avocats et leurs huiles organiques pressées à froid) et les graisses saturées (graisses de noix de coco comme l'huile de coco, le beurre, la crème et la manne ; le lait entier ; les graisses animales comme le beurre/ghee, la graisse de lard, les graisses de bacon, la graisse de canard et la graisse de bœuf). Souvent, les gens considèrent les graisses saturées comme malsaines et artificielles, mais ce n'est pas le cas. Les graisses saturées sont à la base de presque toutes les cellules du corps, et elles sont également une source de carburant pour le corps. Comme la graisse saturée est une source d'énergie directe, la sécrétion d'insuline n'est pas déclenchée. À la place, des acides gras et des corps cétoniques sont produits. Les acides gras alimentent le corps et les corps cétoniques alimentent le cerveau.

Acides gras et corps cétoniques

Lorsque nous avons besoin de carburant pendant le jeûne, nous utilisons d'abord notre glycogène (molécules de glucose stockées). Le corps peut stocker seulement une certaine quantité de glucose, donc si vous continuez à jeûner après avoir utilisé vos réserves de glycogène, votre corps doit libérer les graisses de vos réserves de graisse pour les utiliser comme carburant. Il le fait par le processus que j'ai mentionné précédemment appelé néoglucogenèse. Notre corps produit ensuite des acides gras libres et des corps cétoniques comme carburant.

Les acides gras libres fournissent la majeure partie du carburant du corps lorsque nous jeûnons. Les corps cétoniques sont une autre source de carburant gras lorsque vous êtes à jeun. Le jeûne augmente le nombre de corps cétoniques que nous produisons. Lorsque les taux de glucose sanguin ou d'insuline sont bas, le corps fabrique des corps cétoniques à partir des acides gras, ce qui est une manière pour vous de consommer ces réserves de graisses tenaces et de reprendre le contrôle de la répartition de votre graisse corporelle. Contrairement aux acides gras libres, les corps cétoniques peuvent traverser la barrière hémato-encéphalique pour fournir du carburant au cerveau.

Il existe trois types différents de corps cétoniques : acétoacétate, acétone et bêta-hydroxybutyrate (BHB). Le BHB est le principal corps cétonique, et il est connu pour avoir des propriétés anti-inflammatoires. Les personnes atteintes de maladies inflammatoires, telles que la polyarthrite rhumatoïde, suivent souvent un régime cétogène riche en graisses alimentaires (et pauvre en glucides), afin de produire des corps cétoniques pour aider à réduire l'inflammation.

Les graisses hautement transformées et raffinées comprennent la plupart des huiles de graines et de noix, telles que l'huile végétale, l'huile de maïs, l'huile de canola, l'huile de soja, l'huile de tournesol et l'huile de carthame. Avez-vous déjà pressé la graisse d'une olive ? Facile à faire. Mais qu'en est-il d'un grain de maïs ? Presque impossible. Un traitement extrême est nécessaire pour extraire la graisse des graines et des noix, rendant ces huiles toxiques pour notre corps. Les huiles de graines et de noix créent une inflammation sévère, qui déclenche à son tour la sécrétion d'insuline. (La seule exception est l'huile de noix de macadamia, qui est difficile à trouver.)

Nous voulons nous en tenir autant que possible aux graisses naturelles. Fait intéressant, si un aliment d'origine naturelle est faible en matières grasses, il sera riche en glucides, et vice versa.

- 1 gramme de glucides = 4 calories

- 1 gramme de protéines = 7 calories

- 1 gramme de graisse = 9 calories

Tous les aliments faibles en matières grasses sont naturellement faibles en calories, mais ils se décomposent en sucres, qui déclenchent la libération de l'hormone la plus piègeuse de graisse, l'insuline. Cela signifie que nous voulons suivre un régime alimentaire plus riche en graisses naturelles, modéré en protéines et plus faible en glucides.

Manger pour une santé optimale

Permettez-moi de le répéter. Pour une santé optimale, nous devons suivre un régime alimentaire plus riche en graisses naturelles, modéré en protéines et plus faible en glucides. Je parie que cela vous surprend.

Mes conseils inversent la pyramide alimentaire promue par les gouvernements et de nombreux experts en nutrition, et cela peut être terrifiant pour les gens, surtout les femmes qui ont été bombardées de conseils sur les régimes depuis leur enfance.

Nous savons maintenant que l'obésité est une maladie due à un excès d'insuline (hyperinsulinémie), et nous voulons manger d'une manière qui n'ajoute pas plus de carburant au feu. Cela signifie que nous ne voulons pas ajouter plus d'insuline alors que nous en avons déjà trop. Au lieu de cela, nous voulons ajouter des graisses saines.

Toutes les calories ne sont pas égales : La réponse hormonale

Les conseils alimentaires conventionnels supposent que les trois macronutriments (glucides, protéines et graisses) provoquent la même réponse hormonale dans le corps, mais ce n'est pas le cas. Et nous diabolisons les graisses alimentaires parce qu'1 gramme de graisse contient 9 calories. Pour des raisons qui n'ont pas de sens (que nous avons examinées au chapitre 2), nous croyons que la prise ou la perte de poids est basée sur les calories. Mais sachant que chaque macronutriment a une fonction différente dans le corps, est-il correct de supposer qu'ils sont tous égaux ? La réponse est non.

Les graisses alimentaires obligent le corps à travailler davantage pour les digérer, et vous dépensez donc plus d'énergie métabolique à digérer les graisses que les glucides. Que ce soient des glucides simples ou complexes, ils sont très faciles à digérer et nécessitent très peu d'énergie métabolique pour se décomposer. De plus, les graisses alimentaires ne nécessitent pas la production d'insuline pour servir à diverses fonctions dans le corps. Les acides gras libres résultant de la décomposition des graisses alimentaires peuvent fournir la majeure partie de notre corps et traverser les cellules sans l'aide de l'insuline. Les corps cétoniques peuvent traverser la barrière hémato-encéphalique pour fournir la plupart du cerveau en carburant. Les graisses alimentaires ne déclenchent pas de réponse à l'insuline, car elles n'ont pas besoin d'insuline pour aider à faire pénétrer leur énergie alimentaire dans les cellules.

En revanche, lorsque nous utilisons le glucose pour alimenter nos cellules, le corps doit produire de l'insuline. Rappelez-vous que l'insuline agit comme une clé qui interagit avec le récepteur de l'insuline sur une cellule, permettant au glucose de pénétrer à l'intérieur et de fournir de l'énergie. Les protéines provoquent une très faible réponse à l'insuline à moins d'être consommées en quantités excessives (auquel cas, comme indiqué ci-dessus, l'excès de protéines est converti en glucose par la gluconéogenèse dans le foie).

Si nous consommons plus de glucose que nos cellules n'en ont besoin, que ce soit à partir de protéines ou de glucides, notre régulateur de la glycémie, l'insuline, dirige le glucose excédentaire vers le stockage sous forme de glycogène (réserves d'énergie rapide dans notre foie et nos muscles). Si ces réserves de glycogène sont pleines, l'insuline dirige le glucose excédentaire vers le stockage sous forme de graisse (stockage à plus long terme dans nos cellules graisseuses). C'est là que vient la confusion entre la graisse alimentaire et la graisse corporelle. Cette bosse sur votre ventre n'est pas un morceau de beurre. C'est un excès de glucose provenant de trop de pommes de terre, de pain ou de plats de pâtes. Bien que la graisse alimentaire et la graisse corporelle soient des choses très différentes, elles partagent un nom, et donc la graisse alimentaire est souvent accusée de la graisse corporelle indésirable que vous voyez reflétée dans le miroir.

Comment répondriez-vous maintenant si je vous demandais : « Pouvons-nous supposer que 150 calories d'une portion d'amandes auront le même impact hormonal que 150 calories de soda ? » La réponse, bien sûr, est non. Ces deux aliments peuvent contenir le même nombre de calories, mais ils ont des rôles complètement différents dans le corps et des réponses hormonales totalement différentes. Explorons cela davantage.

Les amandes sont une combinaison de graisses alimentaires, de protéines et de glucides (principalement des fibres). Les graisses alimentaires ont de nombreux rôles, et les protéines sont principalement utilisées pour la croissance et la réparation. Lorsque le corps décompose les amandes, très peu d'insuline est produite, mais une quantité assez importante d'énergie métabolique est nécessaire pour les digérer. En revanche, le soda est principalement de l'eau et toutes les 150 calories sont des sucres. Ces sucres incitent le corps à sécréter une quantité significative d'insuline, qui emprisonne rapidement les graisses, juste après leur consommation, et les sucres ne peuvent être utilisés que comme carburant.

Résistance à l'insuline, SAD et pourquoi moins de glucides et plus de graisses sont bénéfiques

Lorsque nous suivons le régime américain standard (SAD), nous adoptons un régime faible en graisses naturelles et riche en glucides. Nous produisons beaucoup d'insuline en réponse à la charge élevée de glucides. Les directives, en particulier pour les diabétiques, nous demandent de manger trois repas plus trois collations chaque jour. Si nous faisons cela, nous produisons non seulement de grandes quantités d'insuline lorsque nous mangeons, mais nous en produisons aussi de grandes quantités tout le temps ! Le résultat est un niveau toxique d'insuline dans le système (hyperinsulinémie). Avec le temps, comme nous le savons maintenant, l'hyperinsulinémie nous conduit à développer une résistance à l'insuline et les maladies associées au syndrome métabolique, telles que l'obésité, l'hypertension artérielle, l'hypercholestérolémie, le diabète de type 2 et les maladies cardiovasculaires.

Comme nous l'avons appris au chapitre 3, lorsque nous sommes résistants à l'insuline, nos récepteurs de l'insuline n'autorisent plus notre propre insuline à se lier à eux, et le glucose ne peut pas pénétrer dans nos cellules. Cela laisse une abondance de glucose circulant dans le sang. L'insuline convertit ce qu'elle peut en glycogène, mais est contrainte de stocker le reste dans les cellules adipeuses, les rendant plus grandes ou poussant même le corps à produire des cellules adipeuses supplémentaires pour le stockage. Le résultat est l'obésité et le diabète de type 2.

La raison pour laquelle de nombreuses personnes perdent du poids et améliorent leurs taux de sucre dans le sang avec un régime pauvre en glucides et riche en graisses saines (LCHF) est que, en consommant moins d'aliments qui se décomposent en sucre, le corps ne sécrète pas autant d'insuline. En d'autres termes, le régime LCHF réduit les pics d'insuline qui submergent le corps en réduisant la quantité de glucides, qui se décomposent en glucose, et en augmentant la quantité de graisses naturelles, qui pénètrent directement dans les cellules. Moins d'insuline signifie moins de piégeage des graisses. L'Association américaine du diabète reconnaît désormais le régime LCHF comme un protocole de traitement pour le diabète de type 2. Suivre un régime LCHF nous aide à gérer la sécrétion d'insuline en fonction de ce que nous mangeons. Le jeûne intermittent nous aide à gérer la sécrétion d'insuline en fonction de quand nous mangeons. Ensemble, ils forment une combinaison puissante.

Comment le jeûne intermittent est différent

Comme moi, je suis sûr que vous avez été inondé de conseils sur la manière de faire un régime au fil des ans. Peut-être avez-vous essayé des shakes, des substituts de repas, des régimes de soupe, des plans de points, ou toute une série d'autres façons de tenter de perdre du poids. Comme nous l'avons exploré, tous ces régimes se concentrent sur les calories consommées par rapport aux calories dépensées. Mais le jeûne intermittent est complètement différent à six égards clés. Dans le reste de ce chapitre, nous explorerons chacun de ces six points afin que vous compreniez parfaitement en quoi le jeûne intermittent sera différent de tout ce que vous avez essayé auparavant.

1. Le jeûne intermittent traite la cause fondamentale de l'obésité en abaissant les niveaux d'insuline

Contrairement à d'autres régimes, le jeûne intermittent ne se concentre pas sur les calories consommées par rapport aux calories dépensées, ou sur quoi que ce soit lié aux calories. Au lieu de cela, il traite la cause fondamentale de l'obésité, qui est la résistance à l'insuline. L'objectif du jeûne intermittent est de minimiser le volume et la fréquence de sécrétion de l'insuline en réponse à l'alimentation (ce que nous mangeons). En plus de réduire l'insuline, le jeûne intermittent soutient la perte de poids et la santé optimale de plusieurs manières importantes auxquelles les régimes de restriction calorique ne répondent pas. Cela est dû au fait que le jeûne déclenche de nombreuses adaptations hormonales qui ne se produisent pas avec une simple réduction calorique. Trois d'entre elles sont très importantes pour la santé de votre corps :

1. L'insuline chute précipitamment, aidant à prévenir la résistance à l'insuline.
2. La noradrénaline augmente, maintenant un métabolisme élevé.
3. L'hormone de croissance augmente, maintenant la masse maigre.

2. Le jeûne intermittent maintient un métabolisme de repos élevé

De manière cruciale, le jeûne intermittent empêche notre taux métabolique de repos (TMR) de diminuer. Plusieurs études scientifiques le prouvent. Par exemple, sur une période de quatre jours de jeûne continu, le TMR n'a pas diminué chez les participants d'une étude. Il a augmenté de 12 pour cent. La capacité d'exercice n'a pas non plus diminué. Elle a plutôt été maintenue. Pourquoi le TMR reste stable ou augmente-t-il avec le jeûne ?

Imaginez que nous sommes des femmes des cavernes. C'est l'hiver et la nourriture se fait rare. Si nos corps entrent en « mode famine », nous n'aurions pas d'énergie pour aller chercher de la nourriture. Chaque jour, la situation s'aggraverait et finalement, nous mourrions. L'espèce humaine aurait disparu depuis longtemps si nos corps ralentissaient à chaque fois que nous ne mangions pas pendant quelques heures. Au lieu de cela, lorsque nous jeûnons, le corps ouvre son ample réserve de nourriture stockée : les graisses corporelles ! Le métabolisme de repos reste élevé, et nous changeons de source de carburant, passant de la nourriture à la nourriture stockée (ou graisse corporelle). Nous avons suffisamment d'énergie pour partir chasser un mammouth laineux. Ou, dans le cas d'une femme moderne, peut-être utilisons-nous cette énergie pour le travail, la famille ou toute autre responsabilité.

Pendant le jeûne, nous brûlons d'abord le glycogène stocké dans le foie. Lorsque cette réserve est épuisée, nous utilisons les graisses corporelles. Comme il y a beaucoup de carburant pour la plupart des femmes dans nos réserves de graisses corporelles, il n'y a aucune raison que notre TMR diminue. Nous ne sommes pas en train de mourir de faim lorsque nous jeûnons ; nous nous alimentons de nos graisses corporelles. Et c'est la différence entre la perte de poids à long terme et une vie entière de régimes frustrants.

Le jeûne est efficace là où la simple réduction calorique ne l'est pas. Quelle est la différence ? L'obésité est un déséquilibre hormonal, pas calorique. Le jeûne provoque des changements hormonaux bénéfiques. Les changements hormonaux qui se produisent pendant le jeûne sont entièrement empêchés lorsque nous mangeons constamment ou entrons en mode famine. Ainsi, c'est l'aspect intermittent du jeûne qui le rend beaucoup plus efficace.

3. Le jeûne intermittent est cohérent, pas constant

De nombreux enthousiastes de la réduction calorique affirment que le jeûne fonctionne, mais seulement parce qu'il restreint les calories. En substance, ils disent que seule la moyenne compte, pas la fréquence. Les moyennes globales ne nous donnent qu'une partie de l'histoire : par exemple, le revenu national moyen ne met pas en évidence le revenu d'un milliardaire ou de quelqu'un qui a du mal à payer le loyer. Le nombre moyen de jours ensoleillés ne vous dira pas si aujourd'hui sera gris ou nuageux. Dès que nous commençons à parler de restriction calorique, nous supposons que la réduction de 300 calories par jour sur une semaine aura le même effet que la réduction de 2 100 calories sur une seule journée ! La différence entre les deux est la fine ligne entre le succès et l'échec.

4. Le jeûne intermittent rompt le cycle de l'hyperinsulinémie persistante

Les conseils diététiques conventionnels échouent chez les femmes, car ils ne tiennent pas compte de notre réponse hormonale à la nourriture. Les adaptations hormonales bénéfiques qui se produisent pendant le jeûne sont complètement différentes de la simple restriction calorique. Et cela est en partie dû au fait que le jeûne intermittent réduit l'insuline et la résistance à l'insuline. La résistance à l'insuline dépend non seulement des niveaux élevés d'insuline dans le corps, mais aussi de leur maintien à des niveaux élevés. Le jeûne intermittent contribue à prévenir le développement de la résistance à l'insuline, car il maintient des niveaux d'insuline bas pendant des périodes prolongées.

Des études ont directement comparé la restriction calorique quotidienne au jeûne intermittent, tout en maintenant le nombre de calories consommées pendant la semaine similaire. Une alimentation méditerranéenne à 30 % de matières grasses avec une restriction calorique quotidienne constante a été comparée à la même alimentation avec une restriction sévère des calories pendant deux jours de la semaine. Sur six mois, la perte de poids et de graisse corporelle n'a pas différé. Mais il y avait des différences hormonales importantes entre les deux stratégies. Sur le régime à restriction calorique, les niveaux d'insuline, le principal facteur de résistance à l'insuline et d'obésité à long terme, ont initialement chuté, mais ont rapidement stagné. Cependant, sur le protocole de jeûne intermittent, les niveaux d'insuline ont continué à diminuer de manière significative. La sensibilité à l'insuline s'est améliorée uniquement avec le jeûne, malgré le fait que les deux groupes consommaient un nombre total similaire de calories. Étant donné que le diabète de type 2 est une maladie de l'hyperinsulinémie et de la résistance à l'insuline, la stratégie du jeûne intermittent réussit là où la restriction calorique ne réussira pas.

Un deuxième essai a comparé directement deux régimes amaigrissants chez des adultes obèses. Le modèle de réduction calorique soustrayait 400 calories par jour des besoins énergétiques estimés de chaque participant dans un groupe. L'autre groupe mangeait normalement les jours de repas, mais ne consommait aucune calorie les jours de jeûne. En d'autres termes, ils pratiquaient un jeûne un jour sur deux (JUM). L'étude a duré vingt-quatre semaines.

La conclusion la plus importante était que le jeûne un jour sur deux était une thérapie sûre et efficace que n'importe qui pouvait raisonnablement suivre. Les deux groupes ont perdu du poids, et le groupe de jeûne a légèrement mieux performé. Cela est cohérent avec la plupart des études, où à court terme, tout régime décent entraîne une perte de poids. Cependant, le diable est dans les détails. Le groupe de jeûne a perdu près du double de la graisse autour de leur tronc, qui est la graisse la plus dangereuse autour des organes. En pourcentage de masse grasse, le groupe de jeûne a perdu presque six fois plus de graisse par rapport au groupe suivant le plan à réduction calorique.

Qu'est-il arrivé au métabolisme de repos des participants ? Cette question est importante, car c'est ce qui détermine le succès à long terme. Si l'on examine le changement du taux métabolique de repos entre les deux groupes d'étude, on peut voir la différence. En utilisant le régime à réduction calorique, le métabolisme de repos a diminué de 76 calories par jour. En utilisant le jeûne, il a seulement diminué de 29 calories par jour (ce qui n'est pas statistiquement significatif par rapport à la ligne de base). Ce que cela signifie, c'est que pendant l'étude, la réduction calorique quotidienne a entraîné une diminution du métabolisme presque 2,5 fois plus importante que le jeûne. Bien que de nombreuses femmes pensent que le jeûne les mettra en mode famine, cette étude montre que le jeûne intermittent fait l'opposé.

5. Le jeûne intermittent n'augmente pas la sensation de faim

Si vous avez déjà suivi un régime à calories restreintes, vous savez que faire un régime vous rend plus affamé. La raison pour laquelle il vous est difficile de cesser de manger lorsque vous restreignez les calories est que la ghréline augmente. Votre corps vous dit qu'il veut plus de nourriture pour rétablir son équilibre énergétique. Ce qui est fascinant, c'est que cette hormone de la faim augmente pendant la restriction calorique, mais pas pendant le jeûne. À quel point vous avez faim ne dépend pas de la volonté ; c'est un fait hormonal de la vie—la ghréline augmente et vous avez plus faim. Cependant, le jeûne n'augmente pas la sensation de faim, car il n'augmente pas vos niveaux de ghréline, ce qui facilite le maintien du poids ! Vous avez moins faim, donc vous cherchez à manger moins.

6. Le jeûne intermittent prévient la reprise de poids

Le jeûne a une longue histoire en tant que moyen très efficace de contrôler l'obésité. En revanche, les régimes récents de restriction calorique quotidienne ont été un échec retentissant. Le problème pour la plupart des femmes qui suivent des régimes de restriction calorique est la reprise de poids, pas la perte de poids initiale. Une étude comparant la reprise de poids dans un groupe suivant un régime à restriction calorique et un deuxième groupe pratiquant le jeûne a trouvé une différence assez significative. Le groupe pratiquant le jeûne avait tendance à reprendre de la masse maigre et à continuer de perdre de la graisse, tandis que le groupe de restriction calorique reprenait à la fois de la graisse et de la masse maigre. Une constatation intéressante était que le groupe de jeûne rapportait souvent qu'ils continuaient à jeûner même après la fin de l'étude. Ils ont trouvé le jeûne intermittent plus facile qu'ils ne l'avaient prévu, et il a produit des résultats meilleurs et plus durables.

Comparé aux régimes de restriction calorique, le jeûne intermittent conduit à une perte de poids plus importante, à un gain de masse maigre plus important, à une perte de graisse viscérale plus importante, à moins de faim, à une réduction de l'insuline et à une moindre résistance à l'insuline. Presque toutes les sociétés médicales, médecins, diététiciens et médias grand public vous conseilleront de suivre un régime de restriction calorique. Je préfère dire aux gens de jeûner de manière intermittente.

Bien que je comprenne que vous souhaitiez jeûner immédiatement pour voir comment cela fonctionne pour vous, il est important de comprendre comment les hormones autres que l'insuline influent sur notre capacité à atteindre nos objectifs de santé. Dans la prochaine partie du livre, je me concentre sur la manière dont ces hormones impactent nos corps.

Nous commencerons par examiner les impacts du stress et du sommeil sur nos corps, en apprenant comment un excès de stress et un manque de sommeil affectent profondément votre régime alimentaire ainsi que vos niveaux d'insuline et de cortisol. Ensuite, nous passerons du temps à découvrir les hormones plus spécifiques aux femmes, comprenant comment beaucoup d'entre elles interagissent avec les troubles féminins.

Je vous conseille de prendre le temps avec la prochaine partie du livre, même si vous souhaitez peut-être vous lancer immédiatement dans le jeûne. Plus vous comprenez le fonctionnement de votre corps et comment vos hormones impactent l'ensemble de votre système, mieux vous serez en mesure d'atteindre avec succès vos objectifs de santé.

Points à retenir du chapitre 4

• Le vieil adage « Nous sommes ce que nous mangeons » est vrai. Nos corps réagissent au type de nourriture que nous consommons en augmentant ou en diminuant notre production d'insuline. Par exemple, 150 calories de soda provoquent une réponse hormonale très différente de 150 calories de nourriture nutritive - l'une conduit à l'obésité et aux maladies, et l'autre non.

• Pour une santé optimale, nous devons suivre un régime riche en graisses naturelles, modéré en protéines et faible en glucides.

• Le jeûne intermittent est complètement différent de tous les autres régimes que vous avez essayés par le passé, car il est conçu pour réduire l'insuline, pas les calories. Il existe six différences cruciales entre le jeûne intermittent et les autres régimes.

• L'objectif du jeûne est de minimiser la quantité et la fréquence de sécrétion de l'insuline par le corps en réponse à ce que nous mangeons.

Deuxième partie : Quand les hormones créent le chaos : Comment le jeûne intermittent peut aider à réguler les hormones féminines

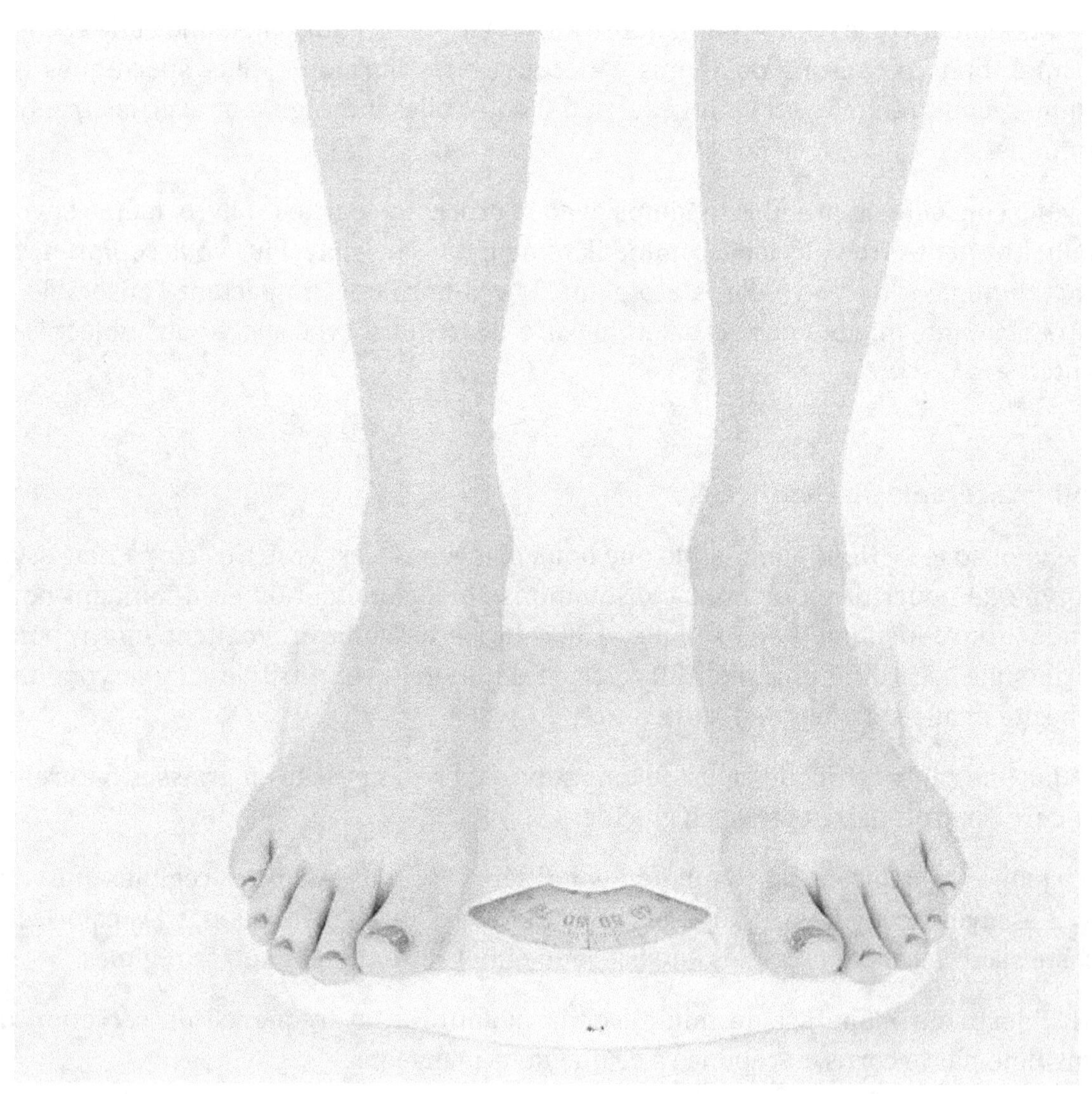

CHAPITRE 5 : **Le cortisol.**

Comment le stress chronique et le manque de sommeil peuvent perturber la perte de poids et de graisse

La société place de nombreuses attentes sur les femmes. Pour beaucoup d'entre nous, jongler entre les responsabilités domestiques, la garde d'enfants et le travail est extrêmement stressant. De courtes poussées de stress, ce que nous appelons une réponse rapide au stress, nous aident à agir rapidement en cas d'urgence ou à atteindre un nouvel objectif. Mais le stress chronique — un stress constant et persistant — perturbe nos hormones et nos corps. De plus, de nombreux médicaments utilisés pour traiter les affections liées au stress, comme l'anxiété et la dépression, contribuent à l'obésité et au syndrome métabolique. Cependant, comme nous le verrons dans les pages suivantes, tant que nous ne pourrons pas gérer le stress efficacement, il sera très difficile de bénéficier pleinement du jeûne intermittent.

Dans ce chapitre, nous examinerons le cortisol, l'hormone activée lorsque nous sommes stressées et lorsque nous ne dormons pas assez. Beaucoup d'entre nous pensent pouvoir faire l'impasse sur le sommeil pour tout faire entrer, mais nous devons accorder la priorité au sommeil afin de gérer nos hormones et notre poids. Nous plongerons dans la science du stress et de ses impacts, puis je vous proposerai des conseils pratiques sur la manière dont vous pouvez réduire le stress dans votre vie, en utilisant des techniques telles que la méditation, l'exercice et une meilleure hygiène du sommeil. L'objectif est de gérer vos niveaux de cortisol afin de vous préparer au succès du jeûne intermittent.

Qu'est-ce que le cortisol ?

Le cortisol est une hormone que nous produisons en réponse au stress. À l'époque paléolithique, cette réponse hormonale était souvent due à un stress physique, tel que la fuite devant un prédateur. Le cortisol préparait notre corps à l'action : combattre ou fuir. Aujourd'hui, il peut ne pas y avoir de lions des montagnes dans les parages, mais un appel stressant d'un employé, des drames à la maison, s'occuper des enfants, des parents plus âgés, des animaux de compagnie ou des amis, et éventuellement des obligations bénévoles — s'accumulant souvent en même temps — peuvent tous provoquer la même réponse hormonale au stress. Quoi qu'il en soit, cela augmente vos niveaux de cortisol. Le cortisol augmente l'alerte et diminue le besoin de sommeil. Vous connaissez ce sentiment lorsque votre esprit tourne en fin de journée ? C'est un signe de niveaux élevés de cortisol.

À mesure que le cortisol augmente, la disponibilité du glucose est considérablement améliorée. Le corps puise dans ses réserves d'urgence de glycogène et décompose les protéines pour les convertir en glucose par la gluconéogenèse. Ce glucose fournit de l'énergie aux muscles nécessaires, par exemple pour éviter d'être mangé par ce lion des montagnes qui vous poursuit. En même temps, le corps réduit temporairement ses activités métaboliques non essentielles, telles que la digestion des aliments et la réparation des cellules endommagées, pour mettre toute son énergie à disposition pour survivre à la période de stress actuelle et à venir.

À l'époque de nos ancêtres, peu de temps après l'augmentation de nos niveaux de cortisol, nous utilisions nos nouvelles réserves de glucose disponibles tout en luttant ou en fuyant la menace. Après cet effort physique vigoureux, nous étions soit morts, soit le danger était passé. Notre cortisol retombait à un niveau bas. Nos corps sont bien adaptés aux augmentations à court terme de cortisol et de glucose. Mais ils sont mal adaptés au stress chronique à long terme. Et de nombreuses femmes connaissent maintenant régulièrement un stress chronique. Pour certaines d'entre elles, leurs niveaux de cortisol restent élevés pendant des mois et des années en raison du stress implacable et du manque de sommeil.

Le cortisol augmente les niveaux d'insuline

À première vue, le cortisol et l'insuline semblent avoir des effets opposés. D'une part, l'insuline, comme nous le savons, est une hormone de stockage. Sous des niveaux élevés d'insuline, le corps stocke l'énergie sous forme de glycogène et de graisse. Le cortisol, d'autre part, prépare le corps à l'action. Notre réponse de combat ou de fuite déplace l'énergie des réserves vers des formes facilement disponibles telles que le glucose. Il semble improbable que ces hormones aient des effets similaires sur la prise de poids. Et en effet, avec un stress physique à court terme, l'insuline et le cortisol jouent des rôles opposés. Mais cette situation est tout à fait différente en cas de stress psychologique à long terme.

De nos jours, des facteurs de stress chroniques non physiques augmentent le cortisol. Par exemple, des problèmes conjugaux, des problèmes au travail, des disputes avec les enfants, des flux constants de messages texte et d'e-mails, et le manque de sommeil sont tous des facteurs de stress sérieux à long terme. Le glucose afflue dans le corps pour se préparer à un combat, mais nous ne nous exerçons pas vigoureusement physiquement par la suite pour abaisser la glycémie. Dans des conditions de stress chronique, les niveaux de glucose restent élevés. Il n'y a pas d'effort physique intense pour brûler le glucose, et il n'y a pas de résolution du facteur de stress, de sorte que la glycémie peut rester élevée pendant des mois. Des niveaux élevés chroniques de glucose déclenchent la libération d'insuline. Et des niveaux élevés chroniques de cortisol conduisent également à une augmentation de l'insuline. Comme vous le savez depuis le chapitre 3, l'hyperinsulinémie vous fait prendre du poids.

La relation entre le cortisol, l'insuline et l'obésité

Dans les deux prochaines sections, nous ferons un bref tour d'horizon des preuves scientifiques montrant comment le cortisol et l'insuline interagissent dans le corps et à quel point ils sont impactants. Il est important de comprendre comment les niveaux de cortisol (niveaux de stress) affectent votre poids et combien il est essentiel de réduire le stress dans le cadre de votre parcours global de bien-être. Alors, commençons.

À mesure que le cortisol augmente ou diminue, l'insuline suit

En utilisant du cortisol synthétique (prednisone), nous pouvons augmenter expérimentalement l'insuline. Des volontaires en bonne santé ont reçu 50 milligrammes de cortisol quatre fois par jour pendant cinq jours. Les niveaux d'insuline ont augmenté de 36 pour cent par rapport à la ligne de base. Une autre étude a montré que l'utilisation de la prednisone augmente les niveaux de glucose de 6,5 pour cent et les niveaux d'insuline de 20 pour cent. Avec le temps, une résistance à l'insuline se développe également. Il existe une relation directe dose-réponse entre le cortisol et l'insuline. Pour chaque unité de cortisol libre produite, le pancréas produira dix fois plus d'insuline. En d'autres termes, une utilisation à long terme de la prednisone (cortisol synthétique) peut conduire à une résistance à l'insuline ou à un diabète de type 2 complet. De nombreuses études confirment que l'augmentation du cortisol conduit à une résistance à l'insuline.

Si le cortisol augmente l'insuline, réduire le cortisol devrait réduire l'insuline. Et c'est le cas. Dans une étude portant sur des patients transplantés maintenus sous cortisol synthétique pendant des années ou des décennies dans le cadre de leurs médicaments anti-rejet, lorsqu'ils ont été sevrés de la prednisone, leurs niveaux d'insuline ont diminué de 25 pour cent. Cela a entraîné une perte de poids de 6,0 pour cent et une diminution de 7,7 pour cent de la circonférence de la taille. Comme vous pouvez le constater, l'augmentation de l'insuline provoquée par l'élévation du cortisol était nocive pour la santé, de la même manière que la diminution du cortisol et de l'insuline aidait à réduire le poids et la circonférence.

Le cortisol élève la glycémie là où l'insuline la baisse. D'une certaine manière, nous devrions nous attendre à une résistance à l'insuline avec le cortisol en raison de cette augmentation de la glycémie provoquant des poussées d'insuline et donc une résistance à l'insuline au fil du temps. Et nous savons que la résistance à l'insuline conduit directement à une augmentation des niveaux d'insuline (prédiabète) et à l'obésité.

Le cortisol entraîne une prise de poids et une obésité abdominale

L'excès de cortisol résultant du stress psychologique à long terme conduit-il à une prise de poids ? Certes, des preuves anecdotiques semblent suggérer que le stress mène à l'obésité. Mais que dit la preuve scientifique ?

L'étude des patients atteints du syndrome de Cushing, une maladie caractérisée par une production excessive de cortisol, aide à démontrer les impacts du cortisol sur l'obésité. En 1912, le neurochirurgien Harvey Cushing a décrit pour la première fois une femme de vingt-trois ans qui souffrait de prise de poids, d'une croissance excessive des poils et de l'arrêt des menstruations, donnant ainsi un nom à cette maladie. Depuis lors, la recherche a montré que jusqu'à un tiers des personnes atteintes de Cushing ont des niveaux élevés de sucre dans le sang et un diabète manifeste. Et les patients prenant de la prednisone ou d'autres médicaments corticoïdes similaires pendant de longues périodes développent souvent une redistribution particulière de la graisse des membres vers le tronc et le visage appelée obésité tronculaire, caractéristique des personnes atteintes de Cushing. Le terme « moon face » fait référence à une accumulation de graisse supplémentaire sur les côtés du visage. Et une bosse de bison décrit la graisse déposée autour de la base du cou entre les épaules. Mais la caractéristique de cette maladie est la prise de poids.

Le cortisol et la prednisone causent tous deux une prise de poids, même chez les personnes sans syndrome de Cushing. De nombreux patients se plaignent de prendre du poids peu importe ce qu'ils mangent et peu importe combien ils font d'exercice. Le test ultime est le suivant : quelqu'un prendra-t-il de la graisse en prenant de la prednisone ? Si la réponse est oui, cela prouve une relation causale plutôt qu'une simple association. La prednisone cause-t-elle l'obésité ? Absolument ! La prise de poids est l'un des effets secondaires les plus courants et bien connus du médicament. Des doses élevées de prednisone causent une prise de poids. Nous augmentons le cortisol ; les gens prennent du poids. Tout cela signifie que le cortisol provoque une prise de poids.

Toute maladie entraînant une sécrétion excessive de cortisol entraîne une prise de poids. Dans un échantillon aléatoire du grand public du nord de Glasgow, en Écosse, les taux d'excrétion de cortisol étaient fortement corrélés à l'indice de masse corporelle (IMC) et aux mesures de la taille. Les personnes plus lourdes avaient des niveaux de cortisol plus élevés. La prise de poids liée au cortisol dépose particulièrement de la graisse dans l'abdomen, ce qui se traduit par un rapport taille-hanches (RTH) plus élevé. Cette distribution de la graisse dans l'abdomen est plus dangereuse pour la santé que la graisse généralisée, car elle entoure nos organes internes.

Le cortisol peut agir par le biais de niveaux élevés d'insuline et de résistance à l'insuline, mais jusqu'à présent, cette corrélation n'est pas claire dans la recherche. Il peut y avoir d'autres voies de l'obésité encore à découvrir. Cependant, le fait que l'excès de cortisol provoque une prise de poids est indéniable. Par extension, le stress chronique provoque une prise de poids. Beaucoup de gens ont compris intuitivement cette connexion malgré le manque de preuves rigoureuses. Cela a certainement du sens. Beaucoup plus de sens que les calories causant la prise de poids.

Et ce que cela signifie pour vous, c'est que la réduction du stress est essentielle dans votre parcours de perte de poids.

Comprendre le stress

Le stress se présente sous deux formes : émotionnel ou physique. La plupart des gens associent le stress émotionnel à des émotions négatives, telles qu'un décès dans la famille ou une pression au travail. Mais le stress émotionnel peut être négatif ou positif. Les émotions positives, telles que celles associées au mariage ou à la naissance d'un bébé, peuvent déclencher des réponses de stress dans notre corps. J'ai planifié mon propre mariage, qui a eu lieu dans un pays différent de celui où je vivais, et bien que le résultat ait été merveilleux, le processus était stressant. Emménager dans votre maison de rêve, adopter un nouvel animal de compagnie, rénover votre cuisine, tout cela est stressant, même s'il est joyeux !

Nous pouvons ressentir du stress émotionnel négatif si nous sommes confrontés à de mauvaises nouvelles personnelles, si les choses semblent échapper à notre contrôle, en cas de divorce, de décès, ou d'événements mondiaux négatifs tels qu'une pandémie ou une guerre. Curieusement, le corps réagit de la même manière sur le plan hormonal, que le stress émotionnel soit positif ou négatif.

Lorsque nous avons mal, nous pouvons ressentir un stress émotionnel négatif, mais nous faisons également l'expérience d'un stress physique. Les infections provoquent une réponse de stress dans le corps, tout comme la grippe, une fracture ou une entorse. Et un manque de sommeil provoque une quantité immense de stress dans nos corps. Nous glorifions l'occupation, mais les moments de repos sont cruciaux pour notre corps. Nous disons à nos amis que nous ne dormons que cinq heures comme si c'était une bonne chose, mais un sommeil chroniquement insuffisant conduit à un stress physique chronique.

La différence entre une réponse de stress rapide et un stress chronique est la durée. Ce que je constate chez beaucoup de femmes, c'est une réponse de stress continue, une qui ne s'arrête jamais ou rarement. Leurs corps ont un taux de cortisol élevé, ce qui rend la gestion des hormones et du poids extrêmement difficile. Réduire le stress est difficile, mais crucial.

Contrairement à la pratique populaire, s'asseoir devant la télévision ou l'ordinateur est une mauvaise façon de soulager le stress. Le soulagement du stress est un processus actif. Obtenir suffisamment de repos est l'une des premières étapes les plus importantes.

Le lien entre la privation de sommeil, le stress et l'obésité

Une des principales causes du stress chronique aujourd'hui est la privation et la perturbation du sommeil. En 1910, les gens dormaient en moyenne neuf heures par jour. En 1960, les Américains dormaient en moyenne de 8,0 à 8,9 heures par nuit, et d'ici 1995, ce chiffre avait encore baissé à sept heures. Plus de 30 pour cent des adultes âgés de trente à soixante-quatre ans déclarent dormir moins de six heures. Les travailleurs de nuit sont particulièrement sujets à la privation de sommeil et rapportent souvent moins de cinq heures de sommeil. Beaucoup de femmes, sont fières de dormir peu. La privation de sommeil n'est pas quelque chose dont on peut se vanter. Même une seule journée de privation de sommeil peut augmenter les niveaux de cortisol de plus de 100 pour cent.

Le manque de sommeil conduit à la prise de poids

Des études ont régulièrement montré une relation entre une courte durée de sommeil, généralement moins de sept heures, et un excès de poids. Des études transversales menées en Espagne, au Japon et aux États-Unis, ainsi que des études longitudinales telles que l'Enquête nationale sur la santé et la nutrition (NHANES I) et l'Initiative pour la santé des femmes, confirment cette association. L'étude familiale québécoise a suggéré une augmentation de 27 pour cent du risque de prise de poids avec une durée de sommeil plus courte. Une étude prospective sur treize ans a même suggéré que chaque heure de sommeil supplémentaire était associée à une réduction de 50 pour cent du risque d'obésité. Une étude prospective d'un an a montré qu'une durée de sommeil inférieure à cinq heures par nuit était associée à une augmentation de 91 pour cent du risque d'obésité. Dormir cinq à six heures était associé à une augmentation de 50 pour cent du risque. Une méta-analyse de 696 études publiée en 2008 a montré que la courte durée de sommeil augmentait le risque d'obésité de 55 pour cent chez les adultes et de 89 pour cent chez les enfants. Pour chaque heure de privation de sommeil, l'IMC augmentait de 0,35 kg/m2.

Du point de vue des dépenses caloriques, cette découverte n'a pas nécessairement de sens. Dormir moins devrait augmenter les dépenses énergétiques, car toute activité éveillée utilise plus de calories que le sommeil. La théorie des calories suggérerait que la privation de sommeil conduit à une augmentation de l'activité et à une probabilité plus faible d'obésité. Cependant, c'est le contraire qui est vrai. Curieusement, dormir plus de huit heures par nuit peut également augmenter le risque d'obésité. L'étude sur la santé de l'ouest de l'État de New York a constaté que dormir six à huit heures par nuit était associé au risque le plus faible d'obésité. Cette étude a conclu que le sommeil

« excessif » — plus de huit heures — augmentait le risque d'obésité de 60 pour cent, mais un sommeil insuffisant — moins de six heures — triplait le risque.

La privation de sommeil augmente la glycémie et les taux d'insuline

La privation de sommeil est un puissant facteur de stress psychologique. Elle stimule le cortisol, entraînant une augmentation de la glycémie ; active le système nerveux sympathique (notre réponse de combat ou de fuite) ; et entraîne à la fois des taux élevés d'insuline et une résistance à l'insuline. Dans une étude, la privation de sommeil a entraîné une augmentation de 37 à 45 pour cent des taux de cortisol dès le lendemain soir.

Les chercheurs peuvent mesurer l'utilisation du glucose par le cerveau grâce à une technique d'imagerie appelée tomographie par émission de positons (TEP). L'utilisation du glucose par le cerveau diminue pendant la privation de sommeil et contribue probablement à la confusion mentale que nous ressentons tous lorsque nous sommes trop fatigués. Une étude a révélé qu'une tolérance au glucose sain chez des volontaires restreints à quatre heures de sommeil avait diminué de 40 pour cent. Leur réponse au petit-déjeuner était suffisamment élevée pour classer ces individus normaux auparavant comme ayant un prédiabète ! Et leurs taux de cortisol ont augmenté jusqu'à près de 20 pour cent.

D'autres études ont confirmé qu'il était possible d'induire une résistance à l'insuline chez des volontaires en bonne santé simplement en limitant le sommeil à quatre heures par nuit, même pour une seule nuit. Après six jours de restriction de sommeil, les volontaires étaient 50 pour cent moins sensibles à l'insuline. Dans une étude japonaise réalisée avec des hommes, mais toujours pertinente pour les femmes selon mon expérience clinique, une durée de sommeil raccourcie augmentait le risque de diabète de type 2.

Le manque de sommeil entraîne une augmentation de l'appétit

Le manque de sommeil affecte à la fois la leptine et la ghréline, des hormones clés dans le contrôle de la masse grasse et de l'appétit. La leptine augmente régulièrement avec un sommeil plus long. Des niveaux plus élevés de leptine régulent la masse grasse à la baisse, nous rendant plus minces. À l'inverse, la ghréline, l'hormone de la faim, diminue régulièrement avec un sommeil plus long. Une ghréline plus basse signifie moins de faim. L'étude familiale québécoise a montré que la courte durée de sommeil était associée à un poids corporel plus élevé, à une leptine réduite et à une ghréline accrue. La privation de sommeil de seulement quatre heures pendant deux nuits a augmenté la ghréline de 28 pour cent et réduit la leptine de 18 pour cent, entraînant une augmentation de la faim et de l'appétit. Qui peut nier les fringales de fin de soirée ? De nombreux restaurants de restauration rapide répondent désormais à ce phénomène avec un service 24 heures sur 24.

Curieusement, la privation de sommeil dans des conditions de faible stress ne diminue pas la leptine ni n'augmente la faim. Cela suggère que ce n'est pas la perte de sommeil qui est nocive, mais le fait que la perturbation active les hormones de stress et les mécanismes de la faim.

Ce que tout cela signifie concrètement pour vous, c'est que le manque de sommeil compromettra tous les efforts de perte de poids. Un sommeil adéquat est essentiel non seulement pour restaurer la fonction cérébrale, mais aussi pour prévenir les conséquences métaboliques du cortisol élevé et de la résistance à l'insuline.

Le stress et le manque de sommeil forment un cercle vicieux

Le manque de sommeil provoque du stress. Mais le stress peut également causer un manque de sommeil. Une augmentation du cortisol ou une thérapie à la prednisone, par exemple, provoque souvent de l'insomnie, car elle active le système nerveux sympathique du corps, ou le système de combat ou de fuite. Les patients décrivent souvent la sensation d'avoir « trop d'énergie ». C'est un cycle vicieux classique. Nous observons ce cycle également avec l'obésité. L'obésité peut provoquer le problème de l'apnée du sommeil obstructive, où les patients arrêtent momentanément de respirer pendant le sommeil. Des épisodes répétés d'apnée du sommeil perturbent considérablement le sommeil normal. Ce manque de sommeil augmente ensuite le stress, ce qui conduit à une obésité accrue.

Une expérience naturelle intéressante sur le manque de sommeil a eu lieu en Corée du Sud. Un couvre-feu à 22 heures a été imposé dans les écoles de tutorat nocturnes. Les enquêtes de suivi ont montré qu'une augmentation d'une heure de la durée du sommeil entraînait une réduction de 0,56 kg/m2 de l'IMC et une réduction de 4,3 pour cent de l'obésité chez les adolescents concernés. Lorsque des femmes intègrent le sommeil dans leur emploi du temps et réduisent le stress, elles obtiennent de bien meilleurs résultats dans leurs corps avec leurs plans de jeûne.

Conseils pour surmonter le stress et obtenir plus de sommeil

Vous avez peut-être déjà votre méthode préférée pour gérer le stress. Que ce soit la méditation de pleine conscience, le yoga, la massothérapie ou l'exercice, toutes ces méthodes sont excellentes et éprouvées par le temps. Les études sur les interventions de pleine conscience ont utilisé le yoga, des méditations guidées et des discussions de groupe pour réduire avec succès le cortisol et la graisse abdominale. Peu importe la méthode que vous choisissez, je recommande que, lorsque vous commencez votre parcours de jeûne, vous en choisissiez une et l'incorporiez. Ne faites pas de la réduction du stress une activité stressante ! Choisissez une méthode de soulagement du stress à la fois.

Moyens simples, mais efficaces pour améliorer le sommeil

• Dormez dans l'obscurité totale.

• Portez des vêtements amples pour dormir.

• Maintenez une température légèrement fraîche dans votre chambre.

• Éloignez tous les écrans — télévisions, ordinateurs portables, téléphones — de votre chambre.

• Respectez des heures de sommeil régulières.

• Essayez de dormir sept à neuf heures par nuit.

• Exposez-vous à la lumière dès le matin — peut-être en buvant votre café dehors.

Les femmes, en particulier, ont tendance à jongler avec de nombreux rôles dans leur vie, et je constate que beaucoup de femmes sont stressées et fatiguées. Comprendre à quel point il est difficile de perdre du poids lorsque le cortisol est élevé est utile à de nombreuses femmes, et j'espère que vous pourrez réduire vos propres niveaux de cortisol en progressant dans le livre.

Le cortisol n'est pas le seul hormone qui peut causer des ravages dans le corps. Ensuite, nous examinerons l'estrogène, une hormone qui pose problème à de nombreuses femmes lorsqu'elle devient dominante.

Points à retenir du chapitre 5 :

• Le stress prend des formes physiques et émotionnelles, et qu'il soit positif ou négatif, il élève les niveaux de cortisol.

• Des niveaux élevés de cortisol sont associés à des niveaux élevés d'insuline et à un gain de graisse.

• Le manque de sommeil augmente considérablement les niveaux de cortisol.

• Réduire le stress et augmenter le sommeil sont deux moyens d'améliorer vos chances de succès avec le jeûne intermittent.

• Il existe de nombreuses façons de réduire le cortisol, et je recommande à chacun d'essayer différentes méthodes, une à la fois, jusqu'à ce qu'il trouve ce qui fonctionne pour lui.

CHAPITRE 6 : **Hormones sexuelles féminines.**
Comment la Dominance de l'Estrogène perturbe les Règles et le Métabolisme

Les hormones féminines impactent tous nos systèmes corporels, et il est important de comprendre comment. Ce chapitre couvre un peu plus sur ce que sont les hormones et comment agissent les principales hormones féminines dans votre corps, avant de nous concentrer sur l'estrogène. Il est crucial de penser à cette hormone en particulier, car de nombreuses femmes luttent contre les symptômes de la dominance de l'estrogène. Si vous vous reconnaissez dans ce chapitre, ces informations vous aideront à progresser dans votre parcours de jeûne, renforçant votre mentalité et vous guidant dans la définition d'objectifs de guérison.

Commençons par l'essentiel absolu. Je veux partager avec vous tout ce que je sais, et tout ce que j'ai appris cliniquement et personnellement afin que vous disposiez des informations les plus récentes et les plus utiles.

Hormones féminines 101

Les hormones, telles que le cortisol et l'insuline, sont des produits chimiques qui agissent comme des messagers dans le corps. Pensez à vos hormones comme à des conducteurs de voiture. Elles transportent des messages dans tout le corps de la manière la plus efficace, suivant le trajet le plus efficace, tout comme le fait un chauffeur Uber !

Nos glandes endocrines, qui sont réparties dans tout notre corps, sécrètent ces produits chimiques afin que des messages hormonaux puissent être envoyés dans tout le corps pour contrôler notre être physique et émotionnel. Voici quelques exemples de la manière dont les hormones régulent nos corps :

- La croissance est étroitement régulée par l'hormone de croissance humaine.
- Le renouvellement osseux est étroitement régulé par l'hormone parathyroïdienne.
- Les sucres dans le sang sont étroitement régulés par l'insuline et le glucagon, entre autres.
- Les systèmes reproducteurs sont étroitement régulés par la testostérone et l'estrogène.

La liste est longue. Toute fonction corporelle imaginable est soumise à un système de régulation, et c'est généralement hormonal (endocrinien, paracrine, autocrine, etc.).

Nos hormones doivent être en équilibre pour que nos corps fonctionnent de manière optimale. Toutes les hormones sont métabolisées dans notre foie, c'est-à-dire qu'elles sont décomposées en leurs parties inactives et actives. Parfois, ces parties inactives peuvent être toxiques pour le corps. Le rôle du foie est de tenter de neutraliser les substances toxiques produites pendant ce métabolisme. Certains facteurs génétiques et carences nutritionnelles rendent difficile le travail du foie, et la substance toxique reste dans le corps. Ce métabolisme est donc crucial pour une bonne santé, et lorsqu'il ne fonctionne pas bien, il entraîne des déséquilibres hormonaux.

Lorsque nos hormones sont en équilibre, nous n'y pensons pas, car notre corps fonctionne efficacement et nous nous sentons bien. Cependant, lorsque nos hormones perdent leur équilibre, nous nous sentons léthargiques ; nous ne pouvons pas concevoir ; et nous exacerbons les problèmes de santé existants ou en développons de nouveaux. Nos hormones déséquilibrées nous obligent à prêter attention à notre corps. Beaucoup des problèmes de santé auxquels nous sommes confrontées en tant que femmes cisgenres sont dus à des déséquilibres hormonaux, en particulier des déséquilibres qui affectent nos hormones sexuelles. La plupart des femmes ressentent des symptômes de déséquilibre hormonal à un moment donné. Certains de ces symptômes, tels que les maux de tête, l'acné ou la confusion mentale, sont relativement courants. Voici une liste partielle d'autres problèmes courants liés à un déséquilibre des hormones sexuelles féminines, que beaucoup d'entre vous reconnaîtront probablement :

- Fluctuations de poids
- Problèmes gastro-intestinaux, tels que douleurs abdominales, diarrhée, vomissements et constipation
- Infertilité
- Règles irrégulières
- Faible libido
- Problèmes de santé mentale
- Sautes d'humeur
- Mauvaise qualité du sommeil
- Glycémie instable
- Sécheresse vaginale
- Cancer du sein

La gestion du poids par le jeûne intermittent est une partie essentielle de l'équilibrage de nos hormones pour améliorer et prévenir de nombreuses conditions, y compris les deux plus courantes : la dominance de l'estrogène et le syndrome des ovaires polykystiques.

Avant d'examiner ce qui se passe lorsque nos hormones sont déséquilibrées, il est utile de connaître un peu chacune des hormones sexuelles féminines : ce qu'elles font et comment elles impactent le corps. Nous commencerons par l'estrogène et la progestérone, les deux hormones les plus familières pour les femmes, puis nous passerons rapidement aux quatre autres hormones sexuelles féminines (moins connues).

Estrogène : Estradiol, Estriol et Estrone

L'estrogène est l'une des deux hormones associées au cycle menstruel des femmes. En réalité, il existe trois types d'estrogène dans le corps, le principal étant l'estradiol. Au cours de la première partie du cycle menstruel, les niveaux d'estradiol augmentent, provoquant la maturation et la libération d'un ovule, ainsi que l'épaississement de la muqueuse utérine, prête à recevoir cet ovule pour une éventuelle implantation.

L'estradiol est le plus important des trois types d'estrogène que les femmes produisent. Il est principalement produit par nos ovaires et, lorsqu'il est équilibré, l'estradiol nous procure une sensation de bien-être. (Lorsqu'il est déséquilibré, il peut causer de nombreux problèmes.) Il nous protège contre le développement de la résistance à l'insuline et la prise de poids, et il offre une protection contre les maladies cardiovasculaires. Il peut atténuer les symptômes d'anxiété et de dépression. Pendant les deux premières semaines de notre cycle menstruel, lorsque les niveaux d'estradiol sont élevés, nous nous sentons invincibles et comme une superstar sexy. Comme pour toutes les hormones, un excès peut poser problème, et une insuffisance peut nous faire sentir déprimées et insécurisées. Les sautes d'humeur, par exemple, sont souvent le résultat d'une fluctuation de cette hormone, conjointement avec un taux élevé de progestérone. À l'approche de la ménopause, nos corps ne produisent plus autant d'estradiol. Nos glandes surrénales, les petites glandes situées au-dessus de nos reins qui produisent le cortisol et sécrètent nos hormones sexuelles, contribuent à compenser ce déclin en produisant une autre forme d'estrogène appelée estrone (que nous examinerons dans un instant).

L'estriol est la deuxième des trois formes d'estrogène que les femmes produisent naturellement. Normalement, le corps le produit seulement en très petites quantités, mais à partir de la huitième semaine de grossesse environ, le placenta produit de l'estriol en plus grandes quantités et continue de le produire jusqu'à la naissance du bébé. Sinon, son rôle est assez insignifiant.

L'estrone, la troisième des trois formes d'estrogène que les femmes produisent, est fabriquée par nos cellules graisseuses et nos glandes surrénales. À l'approche de la ménopause et à mesure que notre corps produit moins d'estradiol, l'estrone devient la forme prédominante d'estrogène dans le corps. Les femmes obèses ont tendance à produire plus d'estrone à partir de leurs tissus adipeux, et un excès d'estrone peut contribuer à la croissance de formations (fibromes) et au cancer (cancer de l'endomètre). Il peut également causer d'importants problèmes lors de sa métabolisation dans le foie.

Le métabolisme des estrogènes est crucial et peut être un prédicteur significatif de notre vieillissement. Nous examinerons les différentes voies de métabolisation des estrogènes plus tard dans ce chapitre.

Progestérone

La progestérone est produite principalement dans l'ovaire pendant la seconde moitié du cycle menstruel. Lorsqu'un ovule est libéré de l'ovaire lors de l'ovulation, ce qui reste du follicule qui entourait l'ovule devient le corps jaune et libère de la progestérone. Pour préparer le corps à une éventuelle grossesse si l'ovule est fécondé, les niveaux de progestérone augmentent. La progestérone éclaircit la muqueuse utérine épaissie sous l'influence de l'estrogène. Ces deux hormones travaillent en partenariat pour empêcher la muqueuse de l'utérus de devenir trop épaisse, ce qui peut conduire au cancer. Cependant, avec l'âge, la production de progestérone diminue, et nous perdons cet équilibre.

Si l'ovule n'est pas fécondé, le corps jaune se décompose, les niveaux de progestérone chutent, et un nouveau cycle menstruel commence. La progestérone aide à réguler l'ovulation et a un impact sur l'humeur. Elle est connue comme l'hormone joyeuse et apaisante, parfois appelée l'hormone de la grossesse, car elle contribue à créer des conditions idéales pour la croissance du fœtus. La progestérone est essentielle à la thérapie de remplacement hormonal, une voie thérapeutique qui a suscité la controverse.

Un faible taux de progestérone est associé à des irrégularités menstruelles, des changements d'appétit, une libido faible, des bouffées de chaleur, des migraines, la dépression, l'anxiété et d'autres fluctuations d'humeur. Beaucoup de femmes ont du mal à s'endormir en vieillissant parce qu'elles ne produisent pas suffisamment de progestérone. Ma belle-mère, par exemple, avait du mal à dormir plus de trois heures par nuit. Il y a six mois, elle a commencé à prendre des suppléments de progestérone bioidentique (ce qui n'est pas la même chose que la thérapie de remplacement hormonal), et maintenant elle dort toute la nuit, a perdu du poids et a ses hormones en équilibre.

La déhydroépiandrostérone (DHEA)

La DHEA est produite presque exclusivement par la glande surrénale (bien qu'une plus petite quantité soit produite dans les ovaires). La DHEA est une hormone précurseur et un androgène faible, ce qui signifie qu'elle a peu d'effet par elle-même, mais devient puissante lorsqu'elle est convertie en d'autres hormones, telles que la testostérone ou l'estrogène. Elle se convertit principalement en androstènedione, qui se transforme ensuite en testostérone ou en estrogène. La DHEA atteint son pic dans la vingtaine et la trentaine, avec une baisse lente attendue avec l'âge. Cette hormone produit environ 75 % des estrogènes avant la ménopause et 100 % après.

Cette hormone apparaît dans l'urine sous forme de sulfate de DHEA, d'androstérone et d'étiocolanolone, et la meilleure façon d'évaluer la production totale de DHEA dans le corps est de totaliser ces trois métabolites. Lorsque la DHEA est élevée, les femmes ont beaucoup plus de chances d'avoir de l'acné ou des poils sur le visage, ce qui est associé au SOPK.

Hormone folliculostimulante (FSH)

La FSH est libérée par l'hypophyse dans le sang, et comme l'hormone lutéinisante (dont nous parlerons ci-dessous), elle est essentielle pour le bon développement et la fonction des ovaires (et des testicules). Dans la première partie du cycle menstruel, la FSH stimule la croissance des follicules dans l'ovaire. Tout comme le partenariat entre l'estradiol et la progestérone, l'équilibre entre la LH et la FSH est essentiel. Vers le dix-huitième jour du cycle menstruel, si la LH est beaucoup plus élevée que la FSH, le corps ne libérera pas un ovule. Les femmes atteintes du SOPK ont ce déséquilibre hormonal, ce qui les empêche de libérer un ovule au bon moment.

Hormone lutéinisante (LH)

Cette hormone est libérée par l'hypophyse, et elle est importante pour réguler le fonctionnement des ovaires (et des testicules). Dans la première partie du cycle menstruel, la LH stimule les follicules de l'ovaire à produire de l'estradiol. Elle déclenche ensuite la libération d'un ovule de l'ovaire (ovulation). Après l'ovulation, la LH stimule le corps jaune à libérer de la progestérone pour soutenir la grossesse. L'hormone lutéinisante joue un rôle crucial dans le maintien de la fertilité, et donc cette hormone est essentielle pour les personnes atteintes du SOPK. La LH travaille en synergie avec l'hormone folliculostimulante (FSH) pour stimuler la croissance folliculaire et l'ovulation.

Testostérone

Nous pensons à la testostérone comme une hormone masculine, pourtant elle est produite à la fois dans les ovaires et les glandes surrénales. La testostérone est une précurseur de l'estradiol, et elle régule la sécrétion de LH et de FSH. Les niveaux de testostérone diminuent normalement avec l'âge. Les niveaux de testostérone péri-ménopausiques peuvent augmenter avant de diminuer à nouveau. Si les femmes ont une faible testostérone libre, elles ne peuvent pas développer leurs muscles, ce qui augmente le risque de problèmes de santé liés à l'âge, car nous perdons la capacité de le produire en vieillissant. Un excès de testostérone chez les femmes peut entraîner de l'acné et de l'hirsutisme et est associé au SOPK.

Dominance de l'estrogène

L'estrogène joue un rôle important chez les femmes, et pas seulement dans nos systèmes reproducteurs. L'estrogène contribue à la santé osseuse, protège notre système cardiovasculaire et influence notre humeur et notre comportement. Un excès d'estrogène peut conduire à plusieurs formes de cancer, ainsi qu'au syndrome des ovaires polykystiques (SOPK), au syndrome prémenstruel et à l'endométriose. Bien que nos gènes jouent un rôle dans la manière dont notre corps produit et métabolise l'estrogène, notre mode de vie a également un impact. Et la façon dont l'estrogène est métabolisé est plus importante que la plupart d'entre nous ne le réalisent. À un moment donné de sa vie, pratiquement chaque femme en Amérique du Nord souffre de dominance de l'estrogène.

Un taux élevé de graisse corporelle et un stress élevé contribuent tous deux à des niveaux élevés d'estrogène, tout comme la prise de certains médicaments tels que les pilules contraceptives, la consommation excessive d'alcool, ou toute action compromettant le bon fonctionnement du foie. Examinons les deux principales raisons pour lesquelles les niveaux d'estrogène peuvent être élevés : votre corps produit trop d'estrogène (ou pas assez de progestérone pour le maintenir en équilibre), ou votre corps ne décompose pas et n'élimine pas l'estrogène.

Dominance de l'estrogène et le cycle menstruel

La première moitié du cycle menstruel est appelée la phase folliculaire. Dans les ovaires, de petits sacs de liquide appelés follicules commencent à croître parce que les niveaux d'estrogène commencent à augmenter. Chacun de ces follicules a le potentiel de libérer un ovule. Juste avant l'ovulation, les niveaux d'estrogène augmentent, provoquant la libération de l'hormone lutéinisante (LH) par l'hypophyse et stimulant le follicule primaire pour libérer l'ovule. Cette libération est connue sous le nom d'ovulation et se produit généralement à mi-cycle. La seconde moitié du cycle est appelée la phase lutéale. Après la libération de l'ovule, le follicule restant se ferme, devient le corps jaune, et commence à produire de la progestérone. Si un ovule n'est pas fécondé et qu'un embryon ne s'implante pas dans l'utérus, les hormones chutent, et le corps élimine la muqueuse utérine lors de la menstruation.

Si vous n'ovulez pas ou n'ovulez pas très bien, vos niveaux de progestérone ne sont pas sains, ce qui réduit vos chances d'implantation et augmente le risque de fausse couche. Si votre estrogène n'est pas sain, vous pourriez ne pas stimuler la poussée de LH nécessaire pour déclencher l'ovulation, ce qui signifie que vous ne libérez pas d'ovule.

Les symptômes courants de la dominance de l'estrogène associés au cycle menstruel comprennent la sensibilité des seins, les sautes d'humeur et des saignements abondants. Si vous ne métabolisez pas correctement l'estrogène, cela peut indiquer un problème plus important avec l'acide folique, qui est essentiel au développement fœtal. Un test révélant votre schéma hormonal tout au long du mois peut montrer des hausses, des baisses ou des niveaux constants anormaux.

Dominance de l'estrogène et métabolisme

Nous métabolisons l'estrogène dans le foie, en utilisant un processus en deux phases pour le détoxifier et l'éliminer. La première phase s'appelle l'hydroxylation. Lorsque l'estrogène se décompose, il devient toxique. Ajouter une molécule d'oxygène et une molécule d'hydrogène à l'estrogène — l'hydroxylation — le rend non toxique. Pendant cette étape, des enzymes décomposent l'estrogène en utilisant l'une des trois voies différentes. Chaque voie décrit la position des molécules d'oxygène et d'hydrogène sur l'estrogène, que vous pouvez imaginer comme des places de stationnement. La première voie est la voie 2 — OH (2-hydroxy). Si l'oxygène et l'hydrogène sont positionnés dans la place de stationnement 2 — OH, c'est la bonne place : le chemin vers le paradis. Tout ce qui suit cette voie peut être correctement métabolisé, ce qui signifie que toutes les propriétés toxiques peuvent être neutralisées et que les métabolites résultants sont inactifs sur le plan œstrogénique. Nous voulons que les trois estrogènes passent par cette voie, et lorsque c'est le cas, nous nous sentons bien.

Mais il y a deux autres voies où les choses commencent à mal tourner. Pas de places de stationnement aussi bonnes ! La voie 4 — OH (4-hydroxy) est une mauvaise nouvelle. L'estrogène qui utilise cette voie ne se décompose pas complètement. Les métabolites d'estrogène résultants sont toujours partiellement actifs et peuvent endommager votre ADN, conduisant à certains types de croissance tissulaire et de cancers. La voie 16α-OH (16α-hydroxy) est pire encore ; comme la voie 4 — OH, l'estrogène qui utilise cette voie ne se décompose pas complètement et peut conduire à des croissances comme des fibromes, des polypes et des cancers.

La deuxième phase du métabolisme de l'estrogène implique deux parties. La première partie s'appelle la méthylation. Tant la 2 — OH que la 4 — OH impliquent cette étape, qui détoxifie davantage (ou dans le cas de la voie 2 — OH, crée des métabolites bénéfiques) d'estrogène. Les métabolites de la 16α-OH ne subissent pas de méthylation et restent donc plus actifs. La deuxième partie de la phase deux s'appelle la glucuronidation, et à ce stade, les métabolites des trois voies sont mélangés avec de l'acide glucuronique et excrétés du corps.

En fin de compte, si l'estrogène ne quitte pas le corps par la voie 2 — OH, les toxines restantes conduisent à la dominance de l'estrogène. La prise de poids, un cortisol élevé dû au stress et la consommation d'alcool conduisent tous à une augmentation de l'estrogène. De même, le vieillissement en est la cause. Lorsque notre cycle menstruel cesse et que notre corps cesse naturellement de produire de la progestérone, nos niveaux d'estrogène peuvent devenir trop élevés. En plus des croissances et des cancers mentionnés ci-dessus, la dominance de l'estrogène peut également entraîner une résistance à l'insuline.

La façon dont nous métabolisons l'estrogène est largement déterminée génétiquement. Malheureusement, nous ne pouvons pas contrôler si notre corps décompose l'estrogène par la voie 2 — OH, 4 — OH ou 16α-OH. C'est d'autant plus une raison de suivre un régime pauvre en glucides, riche en graisses saines et de jeûner de manière intermittente. Lorsque nous utilisons ces outils pour maintenir notre poids sous contrôle et notre insuline basse, nous limitons l'environnement propice aux cancers, fibromes et polypes que les toxines de nos métabolites d'estrogène peuvent favoriser.

Comment déterminer et rééquilibrer vos niveaux d'estrogène et de métabolites

Les métabolites de l'estrogène ne peuvent pas être mesurés dans un test sanguin classique, bien que vous puissiez vérifier vos niveaux d'estradiol, d'estriol et d'estrone de cette manière. Pour tester comment votre corps métabolise l'estrogène, vous devez effectuer un test d'urine séchée pour les hormones complètes (analyse DUTCH) par Precision Analytical ou un test SpectraCell. Soyez rassurée, de nombreuses femmes ont ce problème de mauvaise méthylation, et c'est un facteur très important pour prédire notre longévité. Les carences en nutriments sont également le résultat d'une méthylation médiocre. Les personnes qui sont de mauvaises ou moyennes méthylatrices, et même celles qui sont de bonnes méthylatrices mais vieillissent, sont exposées à un risque de décès prématuré et de maladie.

Si vous découvrez que votre corps métabolise l'estrogène le long d'une voie médiocre, il existe des suppléments pour orienter l'estrogène vers la voie 2 — OH : le glutathion et la N-acétyl-cystéine (NAC). Ce sont tous deux des acides aminés agissant comme des antioxydants pour aider à prévenir et réparer les dommages cellulaires. Les vitamines B12 et B6 ainsi que la choline (que l'on trouve dans les œufs ou les abats comme le foie de bœuf) sont également des nutriments extrêmement importants pour soutenir le métabolisme de l'estrogène.

Perdre du poids, réduire le stress et diminuer la consommation d'alcool sont tous essentiels pour gérer la dominance de l'estrogène. Le jeûne est également un moyen efficace de vous aider à perdre du poids et de réduire la sécrétion d'insuline, ce qui vous aide à gérer la dominance de l'estrogène. Mais même si vous gérez votre poids, méditez trois fois par jour et ne buvez pas beaucoup, le vieillissement met cet équilibre hormonal en danger.

Une fois que vous atteignez la ménopause, prendre des suppléments de progestérone biodentiques pour maintenir l'équilibre entre votre corps et la progestérone et l'estrogène est mon conseil. Biodentique signifie que les hormones sont dérivées de sources végétales ou animales et sont chimiquement identiques à celles que votre corps produit. Elles sont différentes des hormones synthétiques utilisées dans la thérapie hormonale traditionnelle, que notre corps ne reconnaît pas. Rappelez-vous l'étude Women's Health Initiative que nous avons examinée précédemment ? Les femmes de cette étude qui prenaient des hormones synthétiques présentaient toutes sortes d'augmentations des risques de maladies, en particulier de cancers du sein et des ovaires. Les hormones biodentiques ne présentent pas ce risque. J'ai moi-même pris de la progestérone biodentique et je la recommande vivement.

Dans ce chapitre, nous avons pris le temps de faire connaissance avec nos hormones sexuelles féminines et nous avons examiné plus en détail ce qui se passe lorsque l'estrogène devient dominant. Ensuite, je veux que nous examinions le SOPK, une maladie avec laquelle de nombreuses femmes luttent et qui mérite une attention particulière, car elle est si courante. Comprendre ses causes profondes et ses symptômes a aidé de nombreuses femmes à réussir dans leur parcours de jeûne.

Points à retenir du chapitre 6 :

• Nos hormones véhiculent des messages dans tout notre corps, et elles doivent fonctionner en équilibre pour que notre corps fonctionne de manière optimale.

• Nous avons plusieurs hormones sexuelles féminines, qui véhiculent des messages pour commencer et réguler notre cycle menstruel. Les niveaux de nos hormones sexuelles féminines changent tout au long de notre cycle menstruel et de notre vie.

• Lorsque nos hormones ne sont pas en équilibre, nous souffrons de nombreux symptômes. Apprendre ces symptômes est la première étape pour gérer notre santé.

• L'estrogène joue un rôle important pour les femmes, et pas seulement pour nos systèmes de reproduction. Beaucoup de femmes sont en dominance d'estrogène, et le jeûne intermittent peut aider à gérer le surpoids et la sécrétion d'insuline excessive, qui contribuent aux déséquilibres hormonaux. L'utilisation de suppléments biodentiques peut également aider.

Comment un excès d'insuline peut entraîner une élévation de la testostérone et le syndrome des ovaires polykystiques

Le syndrome des ovaires polykystiques (SOPK) n'est considéré comme une maladie que depuis le dernier siècle, mais c'est en réalité un trouble ancien. Originellement décrit comme une curiosité gynécologique, le SOPK est désormais le trouble endocrinien le plus courant chez les jeunes femmes et il est connu pour impliquer plusieurs systèmes organiques. Dans ce chapitre, nous examinerons comment notre compréhension du SOPK a évolué, comment il est diagnostiqué, et comment et pourquoi un régime pauvre en glucides, riche en graisses saines et le jeûne intermittent peuvent aider à inverser à la fois les symptômes et la maladie.

Comprendre le SOPK

Hippocrate (460-377 av. J.-C.), le père de la médecine moderne, a décrit pour la première fois des « femmes dont les règles durent moins de trois jours ou sont maigres, robustes, avec un teint sain et une apparence masculine ; pourtant, elles ne se préoccupent pas de porter des enfants ni ne tombent enceintes. » Cette première description du SOPK existait non seulement dans la Grèce antique, mais aussi dans des textes médicaux anciens du monde entier. Les scientifiques tout au long de l'histoire ont continué de remarquer des femmes avec des caractéristiques « masculines » similaires, et le scientifique italien du XVIIIe siècle Antonio Vallisneri a relié ces caractéristiques de masculinisation à la forme anormale des ovaires en une seule maladie. Il a décrit plusieurs jeunes femmes paysannes infertiles dont les ovaires étaient brillants avec une surface blanche et avaient la taille d'œufs de pigeon. Dans les années 1920, les scientifiques avaient commencé à appeler ces symptômes un syndrome, nommé Achard-Thiers.

L'ère moderne du SOPK a commencé en 1935 lorsque les Drs Irving Stein et Michael Leventhal ont établi un lien entre l'absence de menstruation et la présence d'ovaires agrandis. Ils ont inventé le nom syndrome des ovaires polykystiques pour décrire l'absence de menstruation, les ovaires agrandis et les caractéristiques masculines. On pensait à l'origine que cette maladie était causée par une exposition excessive des fœtus féminins aux androgènes, mais cette hypothèse a été finalement réfutée dans les années 1980. Au lieu de cela, des études ont de plus en plus lié le SOPK à la résistance à l'insuline et à l'hyperinsulinémie. Le préfixe hyper- signifie trop, et le suffixe — émie signifie dans le sang, donc le mot hyperinsulinémie signifie littéralement « trop d'insuline dans le sang ». J'aime penser au SOPK comme au diabète de type 2 des ovaires. La recherche liant le SOPK à la résistance à l'insuline a ouvert la voie pour reprendre le contrôle de nos corps en réduisant nos niveaux d'insuline grâce au jeûne intermittent.

Comment diagnostiquer le SOPK

Lors de la deuxième conférence internationale sur le SOPK tenue à Rotterdam, aux Pays-Bas, en 2003, le SOPK a été reconnu comme représentant un spectre de maladies. En d'autres termes, tous les symptômes n'apparaissent pas chez tous les patients. Il a été décidé qu'au moins deux des symptômes suivants devaient être confirmés pour diagnostiquer le SOPK.

1. Hyperandrogénie : Les hormones sexuelles masculines, appelées androgènes, sont généralement présentes à la fois chez les hommes et les femmes. L'androgène le plus connu est la testostérone. De nombreuses femmes atteintes de SOPK ont des niveaux élevés d'androgènes, avec des symptômes associés tels qu'une croissance accrue des poils sur le corps et le visage (hirsutisme), une calvitie de type masculin, de l'acné, une voix basse et des irrégularités menstruelles.

2. Anovulation ou oligo-ovulation : De nombreuses femmes atteintes de SOPK ont des règles menstruelles rares ou irrégulières, voire aucune. Ces irrégularités menstruelles sont causées par l'absence d'ovulation. L'anovulation signifie qu'aucun œuf n'est libéré par l'ovaire. L'oligo-ovulation signifie que peu d'œufs sont libérés. Cette difficulté à ovuler entraîne des difficultés à concevoir et l'infertilité.

3. Ovaires polykystiques : Les critères de Rotterdam définissent les ovaires polykystiques comme la présence de douze follicules ou plus mesurant de 2 à 9 millimètres de diamètre dans chaque ovaire. Plus récemment, ce nombre a été révisé à vingt ou plus. Au cours de la menstruation normale, de nombreux follicules commencent à se développer, un d'entre eux devenant éventuellement l'œuf qui est libéré dans l'utérus lors de l'ovulation ; les autres follicules se ratatinent et sont réabsorbés par le corps. Lorsque ces follicules échouent à se ratatiner, ils deviennent kystiques — remplis de liquide — et sont visibles à l'échographie comme des kystes ovariens.

Ces trois critères sont désormais utilisés pour diagnostiquer le SOPK. Il est important de noter que bien que l'obésité, la résistance à l'insuline et le diabète de type 2 soient souvent associés au SOPK, ils ne sont pas des critères diagnostiques. Cependant, le SOPK ne devrait pas être pris à la légère. Il est associé à plusieurs maladies de reproduction et métaboliques, y compris les deux principales causes de décès en Amérique : les maladies cardiovasculaires et le cancer.

Le lien entre le SOPK et les troubles de la reproduction et métaboliques

Le SOPK n'est pas simplement une nuisance : c'est un avertissement important. La charge économique totale du SOPK aux États-Unis est choquante : le coût du diagnostic et du traitement du SOPK chez les femmes âgées de quatorze à quarante-quatre ans a été estimé à 4,37 milliards de dollars annuellement. Cette somme est trois fois supérieure au coût du traitement de l'hépatite C. Une part importante, soit 40,5 % de ce coût, provient du traitement de la condition associée du diabète de type 2. Plus préoccupant encore, ce chiffre est probablement une sous-estimation grave des coûts réels, car il ne prend en compte que les années de reproduction et pas les problèmes post-ménopausiques. Les complications résultant du diabète de type 2, des crises cardiaques, des accidents vasculaires cérébraux et du cancer — tous des risques plus élevés pour les femmes atteintes de SOPK — se produisent généralement au cours des années post-ménopausiques et sont beaucoup plus coûteuses à traiter.

Le SOPK et les préoccupations liées à la reproduction

Le Dr John Nestler, président du Département de médecine interne de l'Université Virginia Commonwealth, estime que « si une femme a moins de huit menstruations par an de manière chronique, elle a probablement entre 50 et 80 pour cent de chances d'avoir le syndrome des ovaires polykystiques sur la base de cette seule observation. » Environ 85 pour cent des femmes atteintes de SOPK souffrent d'irrégularités menstruelles. L'absence d'ovulation rend difficile la conception, et le SOPK est la cause la plus fréquente d'infertilité dans les nations industrialisées. La maladie est également associée à des fausses couches récurrentes, des préoccupations fœtales et un diabète gestationnel.

INFERTILITÉ

Si vous n'ovulez pas, vous ne pouvez pas concevoir. Bien que les femmes atteintes de SOPK aient généralement du mal à concevoir, plutôt qu'à être infertiles, la possibilité d'infertilité peut causer une anxiété grave. Les cycles anovulatoires, principalement dus au SOPK, représentent environ 30 pour cent des visites dans une clinique de fertilité. L'Australian Longitudinal Study on Women's Health, une enquête communautaire auprès de jeunes femmes, a révélé qu'un déchirant 72 pour cent des femmes atteintes de SOPK se considéraient comme infertiles, contre seulement 16 pour cent des femmes sans SOPK. L'utilisation d'hormones de fertilité dans le groupe SOPK était presque le double de celle du groupe sans SOPK. Les 5,8 pour cent de femmes identifiées comme ayant le SOPK représentaient une énorme proportion de 40 pour cent de celles recherchant des traitements de fertilité.

Des médicaments tels que le clomifène ont été relativement efficaces pour induire l'ovulation et aider les femmes à tomber enceintes. Cependant, ces traitements ont souvent des effets secondaires graves — physiques, psychologiques et financiers.

FAUSSES COUCHES ET AUTRES COMPLICATIONS LIÉES À LA GROSSESSE

Perdre une grossesse peut être absolument dévastateur, surtout s'il était difficile de concevoir au départ. La fausse couche, également connue sous le nom d'avortement spontané, survient chez environ un tiers des femmes atteintes de SOPK. La cause fondamentale du SOPK est l'hyperinsulinémie, et des niveaux élevés d'insuline peuvent entraîner des niveaux plus élevés d'hormone lutéinisante (LH). Un excès de LH génère plus d'androgènes. Et cet environnement hyperandrogénique dans l'ovaire conduit souvent à une fausse couche.

Les taux de toutes les complications liées à la grossesse sont accrus chez les femmes atteintes de SOPK. Le diabète gestationnel, l'hypertension induite par la grossesse et le risque de prééclampsie sont environ triplés. Le risque d'accouchement prématuré est augmenté d'environ 75 pour cent par rapport aux femmes sans SOPK ou qui ont surmonté le SOPK. Les femmes atteintes de SOPK sont également plus susceptibles d'accoucher par césarienne, ce qui elle-même comporte des complications. Beaucoup de ces complications sont dues aux niveaux élevés d'insuline et à l'obésité.

De nombreuses femmes atteintes de SOPK suivent un traitement de fertilité pour faciliter la conception. Ces traitements de fertilité peuvent doubler le risque de grossesses multiples et les complications qui les accompagnent.

PRÉOCCUPATIONS FOETALES

Les mères atteintes du SOPK ont un risque plus élevé d'avoir des bébés de petite taille pour l'âge gestationnel ainsi que des bébés de grande taille pour leur âge gestationnel. Les naissances gémellaires, par exemple, ont jusqu'à dix fois plus de risques d'être de petite taille pour l'âge gestationnel et un risque de prématurité six fois plus élevé. Les mères atteintes de diabète ont souvent des bébés plus gros, qu'elles souffrent du SOPK ou non, probablement parce que l'hyperinsulinémie augmente la quantité de nutriments disponible pour le fœtus. Les tailles petite et grande sont toutes deux associées à des complications métaboliques ultérieures dans la vie (diabète de type 2, obésité et hypertension), aux admissions en unité de soins intensifs néonatals, aux morts-nés et à la mortalité périnatale. L'hyperinsulinémie in utero peut éventuellement affecter le développement intellectuel et psychomoteur de l'enfant.

DIABÈTE GESTATIONNEL

Les femmes atteintes de SOPK, en particulier si elles sont obèses, ont environ deux fois plus d'incidence de diabète gestationnel (DG) que les femmes sans SOPK. Une résistance à l'insuline plus élevée est associée au diabète gestationnel, qui augmente le risque futur de diabète de type 2, de maladies cardiovasculaires et de syndrome métabolique. Le diabète gestationnel augmente également le risque de fausse couche, d'accouchement par césarienne ou d'accouchement provoqué en raison du fœtus plus gros. L'obésité maternelle augmente le risque d'obésité infantile et de SOPK.

SOPK ET CONDITIONS DE SANTÉ ASSOCIÉES

Le SOPK augmente significativement le risque de développer le syndrome métabolique et d'autres maladies graves liées à l'hyperinsulinémie et à la résistance à l'insuline. Outre le diabète de type 2, parmi les affections de santé associées les plus courantes, on trouve les cancers de l'endomètre et de l'ovaire, les maladies cardiovasculaires et la stéatose hépatique non alcoolique.

CANCER

Les femmes atteintes du SOPK ont trois fois plus de chances de développer un cancer de l'endomètre par rapport à la population générale. Le cancer de l'ovaire est également augmenté de deux à trois fois. Comme il existe un chevauchement significatif entre l'hyperinsulinémie, l'obésité et le SOPK, il n'est pas surprenant que les femmes atteintes de SOPK présentent également un risque plus élevé des cancers associés à l'embonpoint et à l'obésité, qui représentent 40 pour cent de tous les cancers diagnostiqués aux États-Unis.

MALADIE CARDIOVASCULAIRE

Le chevauchement du SOPK avec le syndrome métabolique signifie que les femmes atteintes de SOPK peuvent être exposées au risque de maladies cardiovasculaires. Certaines études estiment un risque sept fois plus élevé par rapport aux femmes sans SOPK. Comme les maladies cardiovasculaires sont déjà la principale cause de décès chez les femmes plus âgées, cette constatation est particulièrement préoccupante.

DÉPRESSION ET ANXIÉTÉ

La dépression et l'anxiété sont associées au SOPK, mais ne sont pas nécessairement causées par lui. Dans mon expérience clinique, de nombreuses femmes sont bouleversées par les symptômes qu'elles éprouvent, ce qui diminue leur estime de soi. La croissance des poils de type masculin, l'acné, l'obésité et les irrégularités menstruelles peuvent détruire l'estime de soi, en particulier pendant l'adolescence, ce qui peut être l'une des raisons pour lesquelles la dépression, l'anxiété et d'autres problèmes psychologiques augmentent chez les jeunes femmes atteintes du SOPK. L'infertilité peut également provoquer des sentiments d'insuffisance qui conduisent à la dépression. Les maladies chroniques associées au SOPK, telles que le diabète de type 2, les maladies cardiovasculaires et le cancer, peuvent également causer la dépression.

Les femmes atteintes du SOPK ont trois fois plus de risques de développer un diabète de type 2 à la ménopause par rapport au reste de la population. À l'âge de quarante ans, jusqu'à 40 pour cent des femmes atteintes du SOPK auront déjà développé un diabète de type 2. Dans un groupe de femmes atteintes du SOPK, 23 à 35 pour cent auront un prédiabète et 4 à 10 pour cent auront un diabète de type 2 avéré. Ce taux de prédiabète est trois fois plus élevé, et le taux de diabète de type 2 non diagnostiqué est de 7,5 à 10 fois plus élevé que chez les femmes sans SOPK. Le SOPK est reconnu par l'Association américaine du diabète comme un facteur de risque de diabète.

Les personnes traitées pour un diabète de type 1 sont également exposées au risque de SOPK. On estime que 18,8 à 40,5 pour cent sont touchées, contre seulement 2,6 pour cent dans le groupe témoin.

STÉATOSE HÉPATIQUE NON ALCOOLIQUE (NASH)

Cette maladie d'accumulation de graisse dans le foie d'un patient qui consomme peu d'alcool est la forme la plus courante de maladie du foie dans le monde occidental. La NASH touche environ 20 pour cent de la population générale dans le monde, mais environ 75 pour cent de ceux qui ont un diabète de type 2. La connexion entre la NASH et le SOPK n'a émergé qu'en 2005. Depuis lors, de nombreuses études ont confirmé la corrélation étroite entre les deux maladies. Les femmes atteintes du SOPK ont 2,5 fois plus de chances de développer une NASH par rapport aux femmes sans SOPK. La NASH est souvent sous-diagnostiquée, car la maladie n'a pratiquement aucun symptôme et n'est réellement découverte que par des analyses sanguines. Environ 30 pour cent des femmes atteintes du SOPK présentent des signes de lésions hépatiques dans leurs analyses sanguines. Cinquante à 80 pour cent des femmes en âge de procréer examinées pour une NASH présentaient également un SOPK. Dans mon expérience clinique, il est important de dépister cette condition. La bonne nouvelle est que le jeûne est très efficace pour inverser la NASH. J'ai transformé ma propre NASH grâce à des protocoles de jeûne intermittent.

APNÉE DU SOMMEIL

L'apnée obstructive du sommeil (AOS) est une condition où les voies respiratoires supérieures s'affaissent pendant le sommeil. Les personnes atteintes d'apnée du sommeil ne peuvent pas respirer pendant un instant, ce qui les amène à se réveiller brièvement, bien qu'elles ne s'en souviennent généralement pas le lendemain. Lorsque cela se produit tout au long de la nuit, leurs schémas de sommeil réguliers sont perturbés. Les principaux symptômes de cette maladie comprennent le ronflement et la somnolence excessive pendant la journée. Comme la NASH, l'AOS est fortement liée au syndrome métabolique et à l'obésité. Le taux d'AOS chez les femmes atteintes du SOPK est jusqu'à trente fois plus élevé que chez les femmes sans SOPK.

Comment l'hyperinsulinémie et la résistance à l'insuline conduisent au SOPK

Bien que l'obésité, la résistance à l'insuline et le diabète de type 2 soient fréquemment associés au SOPK, ils ne font pas partie des critères diagnostiques. Cependant, dans mon expérience clinique et dans la littérature scientifique, des preuves indiquent que l'obésité ou la résistance à l'insuline est la cause profonde. Prenons le cas clinique suivant comme exemple. Une femme de vingt-quatre ans a été admise à l'hôpital avec des symptômes inhabituels. Pendant l'exercice, elle avait fait une crise d'épilepsie tonico-clonique, sans antécédents épileptiques. Au cours des six derniers mois, elle était devenue très fatiguée et avait constaté des épisodes de tremblements, de vision floue et de confusion. Elle pouvait contrôler ces symptômes en mangeant quelque chose.

À l'investigation, on a découvert qu'elle souffrait d'une tumeur rare du pancréas sécrétant de l'insuline, appelée insulinome. Cette tumeur produisait massivement de l'insuline, provoquant une chute importante de sa glycémie, aussi basse que 1,6 mmol/L après un jeûne nocturne. Elle avait beaucoup trop d'insuline dans son corps. Elle a également mentionné qu'elle avait de l'acné et de l'hirsutisme, et que ses règles étaient devenues très irrégulières, avec des cycles de quarante à quarante-quatre jours au cours de l'année précédente. Une échographie a révélé des ovaires polykystiques, et des analyses sanguines ont révélé des taux élevés de testostérone, ce qui lui a valu un diagnostic de SOPK. Elle avait un indice de masse corporelle normal et n'était pas en surpoids.

Après une opération pour enlever la tumeur de deux centimètres dans son pancréas, ses symptômes se sont résorbés. Quatre mois après son opération réussie, ses cycles menstruels se sont régulés à vingt-huit jours, elle a perdu 4 kilogrammes, et son acné et son hirsutisme se sont entièrement résolus. Les analyses sanguines ont révélé que son taux d'insuline s'était normalisé et, avec lui, ses taux de testostérone.

Cette histoire montre à quel point l'excès d'insuline et le SOPK ainsi que la prise de poids sont liés, c'est l'une des nombreuses raisons pour lesquelles je pense que le SOPK doit être considéré comme plus qu'un trouble de l'excès de pilosité faciale, d'acné et de problèmes de fertilité. Le lien étroit avec l'obésité et le diabète de type 2 suggère que ces trois conditions ont la même cause profonde. Les trois sont maintenant considérées comme des maladies métaboliques, ce qui signifie que toutes les trois ont le même problème sous-jacent. Ce problème est l'hyperinsulinémie.

Un taux d'insuline élevé a un impact sur les ovaires

Des études ont confirmé que l'insuline élevée augmente les niveaux d'androgènes. L'infusion directe d'insuline augmente de manière mesurable les niveaux d'androgènes : cela signifie que plus vous avez d'insuline, plus la production de testostérone dans vos ovaires est élevée.

L'ovaire est particulièrement riche en récepteurs d'insuline, ce qui peut sembler étrange à première vue, car l'insuline est une hormone le plus souvent associée à la digestion, à la glycémie et à la graisse corporelle. Pourquoi les ovaires porteraient-ils des récepteurs d'insuline ? La réponse est que la grossesse et l'éducation des enfants nécessitent beaucoup de ressources, notamment suffisamment de nourriture pour la mère et le fœtus en développement. Tous les mammifères doivent savoir que la nourriture est disponible avant de s'engager dans la reproduction. Lorsque vous mangez, l'insuline augmente, signalant que des ressources énergétiques sont disponibles. Les récepteurs d'insuline des ovaires détectent ce fait et commencent à développer et à libérer normalement des œufs.

Nous savons que les adultes peuvent survivre avec des niveaux relativement bas d'énergie alimentaire et de nutriments. Pendant la Seconde Guerre mondiale, par exemple, de nombreuses personnes vivaient avec ce qui serait maintenant considéré comme des quantités de nourriture lamentablement insuffisantes. Étant donné que nos corps d'adultes ne grandissent plus, nos os et nos organes internes restant de la même taille, nous pouvons maintenir la fonction cellulaire régulière en décomposant les cellules usées pour en construire de nouvelles, un processus appelé autophagie. Cependant, un fœtus a besoin de suffisamment de nutriments pour construire et faire croître des organes internes, des muscles, des protéines, des cellules graisseuses, etc. Bien qu'une personne puisse ne peser que 3,2 kg à la naissance, elle pourrait éventuellement atteindre 68 kg ou plus, et cette croissance nécessite des nutriments. L'ovaire doit donc disposer d'informations fiables sur la quantité de nourriture disponible dans le monde extérieur afin de libérer des œufs uniquement lorsqu'il est abondant. L'ovaire s'appuie sur des capteurs de nutriments pour fournir ces informations. Et l'insuline est l'un des capteurs de nutriments des ovaires.

Vous vous souvenez comment nous avons examiné l'impact de la résistance à l'insuline et du déclencheur de la stimulation constante ? Il semble que cette stimulation provoque une maladie métabolique et augmente également la testostérone. Une augmentation de la testostérone conduit au développement de l'acné et de l'hirsutisme dans le SOPK.

Un taux d'insuline élevé interrompt le développement folliculaire

Comme nous l'avons vu dans le dernier chapitre, les ovaires contiennent plusieurs follicules qui, dans des circonstances normales, se développent et libèrent un œuf chaque mois. Des niveaux élevés d'insuline perturbent l'équilibre délicat entre l'hormone folliculo-stimulante (FSH) et l'hormone lutéinisante (LH) qui déclenche le bon développement folliculaire, ce qui peut entraîner une anovulation ou une oligo-ovulation, ainsi que des ovaires polykystiques. Pendant l'ovulation normale, une montée de LH sélectionne l'un de ces follicules, le follicule primaire, pour mûrir et libérer un œuf. Cependant, les niveaux élevés d'insuline associés au SOPK rendent tous les follicules trop sensibles à la LH. Les petits follicules cessent de croître, aucun follicule dominant unique n'est sélectionné et aucun œuf mature n'est libéré. De plus, les follicules ne reçoivent pas le message de se fermer, de rétrécir et d'être réabsorbés par le corps. Cela signifie que de nombreux petits follicules accumulent du liquide et deviennent kystiques. Ces nombreux petits kystes remplis de liquide sont visibles à l'échographie et confirment le diagnostic de SOPK. La raison du développement des ovaires polykystiques est l'arrêt folliculaire, causé en fin de compte par une trop grande quantité d'insuline.

Avec le SOPK, les niveaux élevés d'insuline envoient un message de « cesser de croître » aux follicules trop tôt. En conséquence, trop de follicules ne mûrissent pas pour devenir des œufs. Ces follicules immatures ne peuvent pas être expulsés comme des œufs (et poussés vers l'utérus pour la fécondation) et ils ne se rétrécissent jamais non plus, ce qui entraîne une absence d'ovulation. Cet échec de l'ovulation provoque des irrégularités menstruelles.

Trop d'insuline conduit à la fois aux kystes et à la surabondance de testostérone qui provoque l'hyperandrogénisme dans le SOPK.

Comment réduire l'insuline et la testostérone excessives et inverser le SOPK

Nous avons tendance à croire que la croissance accrue est toujours bénéfique, mais en réalité, la croissance chez les adultes est presque toujours néfaste, sauf pendant la grossesse et l'allaitement. Une croissance excessive est la marque du cancer, par exemple. Une croissance excessive conduit à plus de cicatrices et de fibrose. Une croissance excessive des kystes conduit à la maladie rénale polykystique et au syndrome des ovaires polykystiques (SOPK). La croissance excessive chez les adultes a tendance à être horizontale, pas verticale. Dans la plupart des cas de maladies chez les adultes, nous voulons moins de croissance, pas plus. Et l'une des meilleures façons de limiter la croissance incontrôlée est de gérer notre apport en nutriments. En abaissant nos niveaux d'insuline et en jeûnant de manière intermittente, c'est précisément ce que nous faisons.

Nous savons que le SOPK est une maladie de croissance excessive, et chez les femmes en âge de procréer, les cellules qui se développent le plus rapidement se trouvent dans les ovaires. Chez les femmes en âge de procréer atteintes du SOPK, les niveaux élevés d'insuline dans le corps encouragent une croissance excessive, en particulier des kystes dans les ovaires. Les stratégies qui réduisent l'insuline, comme le jeûne et une alimentation pauvre en glucides et riche en graisses saines, entraînent une perte de poids et inversent également le SOPK dans de nombreux cas.

Comme nous l'avons vu au cours de ces trois derniers chapitres, les hormones jouent un rôle puissant dans notre organisme. En comprenant cela, nous comprenons également mieux pourquoi les changements de mode de vie peuvent avoir un impact physique et émotionnel. La science que nous avons abordée au cours de ces derniers chapitres vous aidera à comprendre pourquoi un régime pauvre en glucides, riche en graisses saines et le jeûne intermittent peuvent vous aider à perdre du poids, réguler vos hormones, inverser de nombreuses maladies métaboliques et améliorer votre santé globale à court et à long terme.

Ensuite, je veux partager ce que j'ai appris, grâce à ma propre expérience et en aidant les autres, sur la manière d'introduire et de maintenir ces changements de mode de vie avec succès. Ce sont des conseils pratiques, des astuces et des outils pour vous motiver au début et vous aider à traverser les moments difficiles. Commençons !

Points à retenir du chapitre 7 :

• Les médecins ont décrit les symptômes du SOPK depuis l'Antiquité, mais ce n'est que dans l'ère moderne qu'il a été décrit comme un spectre de maladies.

• De nombreux symptômes sont associés au SOPK, mais les trois critères diagnostiques sont l'hyperandrogénisme, les ovaires polykystiques et l'anovulation ou l'oligo-ovulation.

• La recherche scientifique montre une connexion entre des niveaux élevés d'insuline et de testostérone et les symptômes du SOPK.

• Le SOPK est une maladie de croissance excessive, tout comme d'autres maladies métaboliques. Les femmes adultes peuvent gérer cette croissance excessive grâce au jeûne intermittent.

Troisième partie : Jeûner pour une santé optimale : Comment faire, quand le faire et des astuces pour résoudre les problèmes

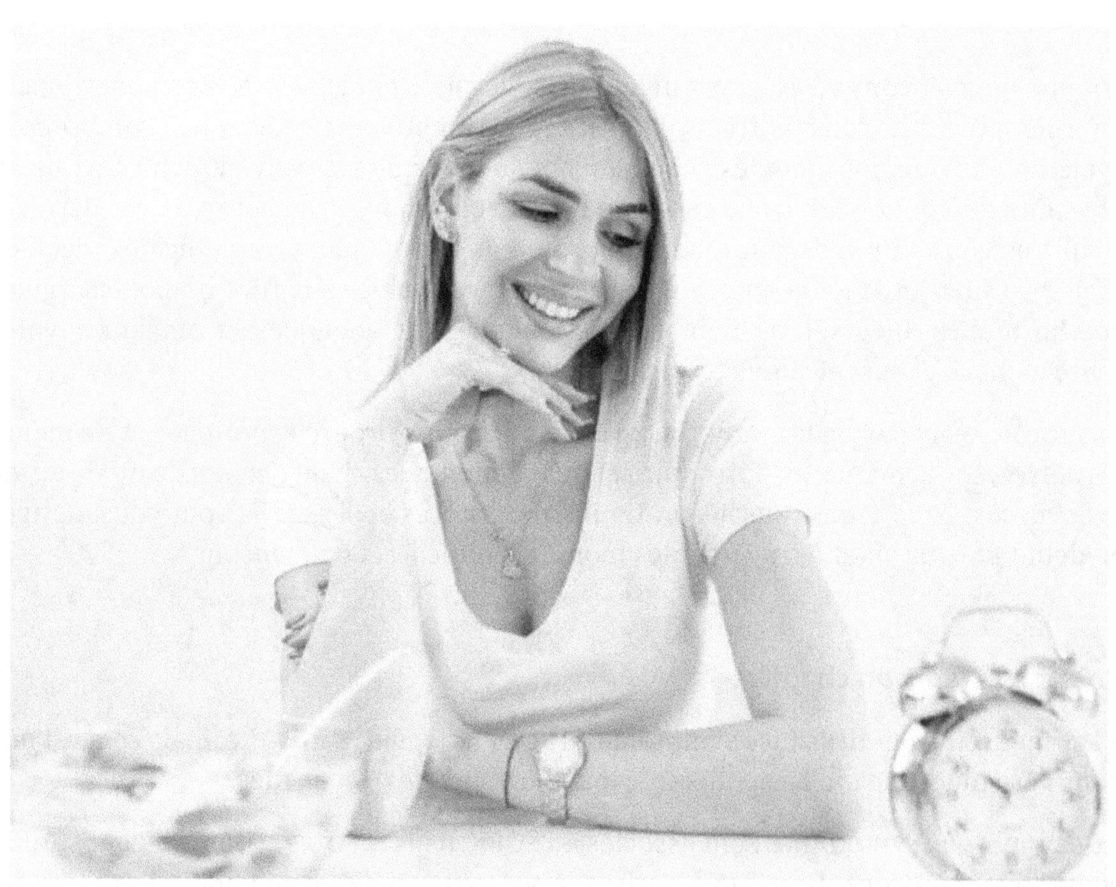

Adopter une Mentalité Curative et Éliminer les Collations

Savoir pourquoi un régime pauvre en glucides et riche en graisses saines (LCHF) et le jeûne intermittent peuvent bénéficier à votre santé est une chose. Savoir comment jeûner de manière sûre et efficace en est une autre. Rappelez-vous que lorsque j'ai commencé le jeûne, j'ai plongé tête baissée et me suis retrouvée affamée et épuisée. Ainsi, que vous ayez lu les chapitres précédents et que vous soyez enthousiaste à l'idée de poursuivre vos intentions de jeûne ou que vous ayez sauté directement à cette section (je recommande de prendre le temps de lire les parties antérieures du livre), je veux vous guider étape par étape dans l'introduction du jeûne intermittent dans votre mode de vie.

Dans ce chapitre, je vous aiderai à vous préparer au jeûne et je vous donnerai quelques outils pour incorporer votre nouveau plan alimentaire dans votre vie, afin que votre transition vers le jeûne soit aussi facile que possible.

Le jeûne est devenu très populaire au cours des dix dernières années. Vous avez probablement vu le mot « jeûne » étalé sur la couverture de magazines, entendu des gens en parler ou suivi un(e) célébrité préférée dans son parcours de jeûne. Si le jeûne avait été aussi répandu lorsque j'ai commencé qu'il l'est maintenant, j'aurais trouvé toutes ces informations écrasantes. L'objectif de ce chapitre est de dépasser cette confusion pour faire du jeûne une réalité pour vous. Nous aborderons ce qu'il faut prendre en compte avant de commencer votre premier jeûne, quelques règles importantes pour le jeûne, et des stratégies pour vous aider à vous sentir bien lors de votre premier jeûne.

Adopter une approche étape par étape

Le jeûne est comme un muscle que vous devez entraîner. Si vous commencez la musculation à la salle de sport, vous ne vous attendez pas à commencer avec le même programme qu'un culturiste utiliserait. Nous devons commencer là où nous en sommes, et la musculation est difficile. Ainsi, la façon dont nous devenons plus forts, c'est que nous commençons avec 4,5 kg, puis ajoutons 4,5 kg de plus, jusqu'à ce que nous nous sentions plus à l'aise avec ce que nous soulevons. Si vous suivez cette approche étape par étape et travaillez dessus, peut-être pourrez-vous soulever votre propre poids corporel en squat.

Nous comprenons cette progression quand il s'agit d'aller à la salle de sport. La même progression est vraie avec le jeûne. Chacun de nous doit partir d'un endroit confortable et apporter des ajustements. Tout comme des adaptations physiologiques se produisent lorsque nous commençons la musculation, lorsque nous jeûnons pour la première fois, nous apprenons à naviguer dans une nouvelle normalité — autrement connue sous le nom de changement de comportement — et à gérer la faim.

Changer de comportement

Le jeûne est un changement de comportement. Une approche étape par étape du jeûne vous permet de changer les comportements alimentaires progressivement afin de ne pas passer de zéro à cent du jour au lendemain. Par exemple, après vos premiers jours à développer votre muscle de jeûne, un petit changement de comportement pourrait être que vous voyez des beignets au travail, mais que vous ne les attrapez pas. Apprendre à jeûner, étape par étape, aide à l'ajustement mental tout en réduisant simultanément notre sécrétion d'insuline, ce qui réduit notre résistance à l'insuline. La lenteur et la constance sont efficaces.

Gérer la faim

Moins nous mangeons souvent, moins nous avons envie de manger parce que nous ne stimulons pas constamment l'insuline. Et lorsque nous cessons de sécréter de l'insuline constamment, nous ne produisons pas aussi fréquemment l'hormone de la faim, la ghréline, ce qui signifie que nous ne ressentons pas autant la faim. Cette approche lente et régulière du jeûne a un effet progressif sur nos hormones de la faim et de satiété.

Apprendre quelque chose de nouveau prend du temps. Dans ce chapitre et le suivant, nous examinerons quatre étapes — développer une mentalité curative, éliminer les collations, utiliser le jeûne lipidique et supprimer un repas par jour — qui vous aideront à passer de votre pratique alimentaire actuelle à une pratique de jeûne intermittent saine et efficace. Ces étapes pourraient vous prendre quelques semaines à pratiquer, voire plus. Le processus et le calendrier sont très individuels, mais je vous recommande de passer au moins une journée ou deux sur le travail ciblé pour adopter la bonne mentalité. Consacrez deux semaines à apprendre à éliminer les collations, puis deux semaines supplémentaires pour supprimer un repas. Le jeûne lipidique est une option que certaines personnes utilisent si elles ont du mal à s'adapter à l'une des étapes, et certaines personnes utilisent le jeûne lipidique comme une étape distincte. D'autres ne l'utilisent pas du tout. En avançant, sachez que ce voyage est conçu comme un chemin à suivre, et vous êtes invité(e) à aller plus vite ou plus lentement en fonction de votre corps et des conseils de votre médecin.

Je vous recommande de réfléchir à votre calendrier. Regardez ce qui est inscrit à votre agenda et évitez de commencer ce voyage lorsque vous avez des vacances à venir ou une période très stressante au travail. Pensez à la durée pendant laquelle vous passerez à développer votre mentalité et à la durée que vous pourriez consacrer aux étapes deux et trois, avant de envisager les jeûnes explorés dans le prochain chapitre.

Avant de commencer l'une de ces étapes, gardez à l'esprit ces règles éprouvées pour le jeûne.

RÈGLES DU JEÛNE

1. Ne jeûnez pas si vous êtes enceinte ou si vous allaitez.

Le jeûne est anti-croissance, et la grossesse est une période de croissance dans le corps. Le jeûne n'est pas recommandé pendant la grossesse, car cette croissance est importante pour votre corps et la santé de votre enfant. De même, le jeûne n'est pas recommandé pendant l'allaitement, car il interfère avec la quantité et la qualité de votre lait maternel.

2. Ne jeûnez pas si vous êtes sous-alimenté.

Nos corps sont composés de 10 à 13 % de graisse essentielle, et la plage de graisse corporelle saine pour une femme adulte dépend de l'âge. La composition corporelle est très importante pour les personnes qui adoptent un mode de vie de jeûne, comme nous l'explorons dans les derniers chapitres de ce livre. Pour le moment, il est important de savoir qu'un corps avec moins de 18 % de graisse corporelle est considéré comme sous-alimenté, et le jeûne n'est pas recommandé si votre taux de graisse corporelle est aussi bas. Si vous ne connaissez pas votre taux de graisse corporelle, mais soupçonnez d'être à la fin basse, vous pouvez connaître votre pourcentage exact en faisant une analyse de composition corporelle, également connue sous le nom de scan DEXA.

3. Consultez votre médecin avant de jeûner.

Le jeûne intermittent est sûr et efficace lorsqu'il est fait correctement. Avant d'apporter tout changement nutritionnel, consultez votre médecin et assurez-vous qu'il vous suive dans votre parcours de jeûne. Le jeûne peut faire baisser votre taux de sucre dans le sang et votre tension artérielle, ce qui peut être mortel dans certaines situations. Il est essentiel qu'un médecin vous surveille si :

• Vous prenez des médicaments. Vous ne pouvez pas arrêter vos médicaments d'un coup ! Un médecin peut avoir besoin d'ajuster les doses ou les médicaments eux-mêmes, et il doit vous surveiller jusqu'à ce que vous atteigniez un stade de bien-être où vous pouvez envisager d'arrêter les médicaments.

• Vous avez ou êtes à risque d'hypoglycémie (taux de glucose sanguin bas) ou d'hypotension (tension artérielle basse). Les deux conditions peuvent être mortelles, et votre médecin doit surveiller les deux, tout comme vous, pendant que vous jeûnez.

Certains médecins ne sont pas au courant des avantages du jeûne et peuvent être réticents à vous soutenir dans le jeûne. Il est extrêmement important que vous trouviez un allié médical dans votre parcours.

4. Si vous avez des antécédents de troubles alimentaires, demandez des conseils cliniques avant de jeûner.

Des antécédents de troubles alimentaires ne vous empêchent pas de jeûner, mais vous devriez d'abord consulter votre médecin. Si vous avez des antécédents d'anorexie, de boulimie ou de dysmorphie corporelle, par exemple, il est essentiel que vous travailliez avec un psychologue ou un psychiatre pour voir si le jeûne pourrait jamais vous convenir.

5. Arrêtez votre jeûne chaque fois que vous vous sentez mal ou incertain.

Lorsque vous faites quelque chose pour la première fois, vous pouvez ressentir une certaine gêne, mais vous ne devriez pas vous sentir malade lorsque vous jeûnez. Beaucoup de gens me demandent comment reconnaître cette limite de se sentir mal, et je réponds toujours qu'ils doivent arrêter de jeûner lorsqu'ils se sentent incertains. Faites confiance à vos instincts si vous vous sentez incertain(e), et consultez un clinicien. Vous pouvez toujours jeûner un autre jour.

Si votre corps vous envoie l'un des signaux d'alarme suivants lorsque vous jeûnez, arrêtez immédiatement votre jeûne et consultez votre médecin :

- Nausée
- Symptômes grippaux
- Une baisse de votre taux de glucose sanguin (mesuré) qui vous rend incertain(e)

Si vous arrêtez de jeûner — et pendant que vous attendez de consulter un médecin — vous pouvez vous en tenir à une alimentation à restriction temporelle et éviter les aliments non sains. Cette approche vous maintiendra sur la voie du bien-être jusqu'à ce qu'un médecin ait examiné votre situation.

Maintenant que vous avez examiné les règles du jeûne, il est temps de passer à la première étape de votre parcours de jeûne : vous préparer au jeûne intermittent par le biais du changement de comportement. Tout d'abord, définissez votre mentalité, puis éliminez les collations.

Apprendre à jeûner, étape 1 : Cultiver une mentalité de guérison

Beaucoup de gens associent le jeûne à des sentiments de privation. Ils ont des pensées comme « Ma famille dîne et je ne les rejoins pas » ou « Il mange un cookie et pas moi ». Je vous recommande de changer votre perspective sur une journée de jeûne pour vous aider à adopter la bonne mentalité.

Certains professeurs de yoga commencent leurs cours en demandant aux participants de définir une intention, et cela fonctionne également pour le jeûne. Quel est votre objectif avec votre parcours de jeûne ? Dans un instant, je vous demanderai de lister vos objectifs. Mais d'abord, j'ai une distinction cruciale pour vous : au lieu de parler de privation, je veux que vous pensiez à la guérison. Lorsque nous nous enseignons dès le début que nous guérissons nos corps par le jeûne, cela nous aide à changer notre mentalité.

Écrivez une liste d'objectifs de guérison

Avec cette idée en tête, prenez un moment maintenant pour aider votre esprit à reformuler le travail que vous êtes sur le point de faire pour votre corps. Écrivez une liste de toutes les choses curatives que vous espérez réaliser par le jeûne. Par exemple :

- Abaisser les taux de sucre dans le sang
- Améliorer la fonction thyroïdienne
- Augmenter la fertilité
-
-

Regardez les objectifs de guérison que vous souhaitez atteindre. Imaginez-vous atteindre chacun de ces objectifs. Y a-t-il d'autres choses que vous aimeriez ajouter ? Lorsque votre liste est complète, copiez votre liste d'objectifs de guérison et portez-la avec vous, ou épinglez-la à votre miroir de salle de bain. Chaque fois que vous vous laissez emporter par des sentiments de privation, regardez votre liste d'objectifs de guérison et rappelez-vous que vous êtes sur le chemin du bien-être.

Utilisez le langage du bien-être

Nos pensées sont le langage de notre esprit. Au fil du temps, nos pensées récurrentes deviennent des croyances et guident notre façon de voir le monde. Nos sentiments sont le langage de notre corps. Pour changer la façon dont nous nous sentons, nous devons changer nos pensées et nos croyances. Les mots que nous utilisons sont des outils puissants de changement. Tout comme je veux que vous vous concentriez sur la guérison plutôt que la privation, je veux que vous pensiez à la reconstruction plutôt qu'à manger. Ainsi, nos jours de jeûne sont des jours de guérison, et nos jours de repas sont des jours de reconstruction.

Pour réussir dans le jeûne, laissez le langage de la privation, de la récompense et de l'indulgence à la porte. Dans notre mode de vie actuel, la nourriture est devenue notre meilleur ami : nous traînons avec elle, nous console avec elle. Lorsque nous jeûnons, nous ne pouvons pas utiliser le langage de l'indulgence ou de la récompense pour les jours de repas, car cela complique davantage nos relations déjà compliquées avec la nourriture. Lorsque nous reformulons ce que nous choisissons de manger lors de nos jours de reconstruction, nous n'indulgeons pas avec des sodas et des cookies. Nous voulons reconstruire avec des graisses naturelles et des nutriments. L'utilisation du langage de guérison et de reconstruction nous aide à le faire.

Apprendre à jeûner, étape 2 : Éliminer les collations

De nos jours, nous mangeons constamment. Nos téléphones et nos télévisions diffusent un flux continu de publicités pour des plats à emporter et des collations rapides, nos guides nutritionnels conseillent souvent six petits repas par jour, et nos lieux de travail prévoient des pauses café toutes les trois à quatre heures. Mais cela n'a pas toujours été ainsi.

Éliminer les collations commence à étendre notre fenêtre de guérison, à exercer notre muscle du jeûne et à démontrer les avantages potentiels du jeûne intermittent. Pas de collation est meilleur pour notre santé physique

Éliminer les collations réduit notre charge cognitive

Même si vous avez toujours eu des collations dans le cadre de votre alimentation quotidienne, considérez que l'élimination des collations réduit la charge cognitive. Qu'est-ce que cela signifie ? Plus nous devons prendre de décisions, plus nous augmentons notre charge cognitive — la contrainte mentale que nous imposons à notre cerveau pour traiter et synthétiser l'information. Lorsque nous choisissons de ne pas grignoter, nous n'avons pas à revisiter cette question plusieurs fois par jour lorsque des collations sont proposées ou disponibles, et nous n'avons pas à décider quoi ou quand manger entre les repas. Réduire la charge cognitive est bénéfique pour tout le monde, mais surtout pour ceux qui se sentent trop occupés ou stressés.

Sauter les collations est une excellente transition vers une alimentation à durée limitée

En changeant notre comportement en éliminant les collations, nous commençons à voir les possibilités pour intégrer davantage de périodes de guérison dans notre journée. Et nous commençons à constater les avantages pour notre bien-être qui en découlent. Parmi mes patients, je constate beaucoup de prévention des maladies à travers cette étape. Je constate des réductions des niveaux d'inflammation, de la résistance à l'insuline, et des conditions telles que le diabète de type 2 et le SOPK causées par la résistance à l'insuline. Inspirée pour essayer cette étape vous-même ? Essayez de supprimer les collations pendant une journée. Ensuite, voyez si vous pouvez le faire pendant deux jours. Construisez lentement plus de jours consécutifs, comme vous le feriez si vous souleviez des poids à la salle de sport.

Pour certaines femmes, éliminer les collations est tout ce qu'elles veulent faire. C'est le chemin idéal pour le bien-être pour la période de leur vie, car cela leur donne le contrôle sur leurs choix de santé, réduit l'inflammation et prévient la prise de poids. Et la magie de l'élimination des collations, c'est que, lorsque vous êtes prête, vous pouvez passer facilement à un jeûne de 14 heures sans avoir à changer grand-chose dans votre vie. Si vous prenez votre petit-déjeuner à 8 heures du matin et terminez le dîner à 18 heures, sans grignoter avant ou après ces heures (ou de préférence pendant cette période), vous avez 14 heures entre le dernier repas du jour et le premier du matin. Vous vous êtes lancée dans un jeûne de 14 heures sans rien changer dans votre vie, sauf à refuser les collations.

Si vous êtes en bonne santé et que vous souhaitez maintenir une bonne santé, un jeûne quotidien de 14 heures (alimentation à durée limitée) pourrait vous convenir. Cela peut également être une excellente stratégie une fois que vous avez retrouvé votre santé avec l'un des protocoles de jeûne plus longs. Un jeûne de 14 heures par jour ne guérira pas la maladie, mais il vous rapprochera un peu plus du bien-être.

Dire non aux collations nous entraîne à relever des défis

De nombreuses femmes, en particulier les mères, ont du mal à équilibrer travail, famille, courses pour les enfants, réunions en soirée et gestion du foyer. Et de nombreuses femmes, mères ou non, ont du mal à trouver une plage horaire adéquate pour manger. Prendre une collation en courant semble souvent plus facile que de préparer un repas, et cela semble souvent préférable lorsque les enfants sont difficiles, que chacun mange à des moments différents, que vous avez des réunions à la suite ou que vous n'avez pas envie de cuisiner. Mais même si ces collations semblent être une solution rapide contre la faim, nous savons qu'elles provoquent des problèmes de santé à long terme. Si vous pouvez résister à l'envie de grignoter, ou de remplacer les repas par des collations, vous entraînez votre corps à s'adapter à la progression physiologique du jeûne.

En commençant à éliminer les collations, vous rencontrerez des défis qui vous mettront à l'épreuve mentalement, et vous devrez puiser dans votre état d'esprit de guérison pour les surmonter. Les incitations aux collations sont partout. Lorsque vous passez devant des cafés et des restaurants rapides, que vous entendez et voyez des publicités pour de la nourriture toute la journée, et pourtant vous résistez à la tentation de grignoter, vous entraînez votre esprit et votre corps à ignorer les réponses conditionnées à la nourriture. Nous avons tous normalisé les collations : nous sommes habitués aux collations après l'école, pendant les films, en conduisant.

Lorsque vos amis et votre famille vous incitent à manger avec eux ou expriment leur étonnement ou leur inquiétude lorsque vous ne grignotez plus (ou qu'ils continuent à grignoter), vous apprendrez à vous rappeler comment l'élimination des collations vous aide à atteindre vos objectifs de guérison.

Nous avons l'habitude de nous nourrir avant de ressentir la faim. Lorsque nous avons l'habitude de grignoter, nous pouvons ressentir la faim lorsque nous n'avons en réalité pas besoin de manger. Il est important de se rappeler que la faim ne s'aggrave pas ; au contraire, comme une vague, elle atteint un pic puis passe. Cette connaissance est puissante, car elle vous aide à avoir la patience nécessaire pour surfer sur la vague.

Voici deux autres conseils pour vous aider à vous entraîner à surmonter la vague de faim. Si vous trouvez difficile d'éviter de grignoter lorsque vous êtes incité ou habitué, changez d'endroit. Par exemple, si vous êtes dans la cuisine pendant que les autres grignotent, pourriez-vous quitter la pièce ou la maison ? Souvent, la faim est exacerbée par la soif. Si vous avez faim, essayez de boire du thé vert, de l'eau ou du café pour vous sentir rassasiée.

La cohérence est la clé

Rappelez-vous que la cohérence est la base du succès du jeûne intermittent, et cela est particulièrement vrai pour les femmes. La perte de poids est plus compliquée pour les femmes, car nous sommes beaucoup plus complexes hormonalement que les hommes. Mais cela ne signifie pas que nous ne pouvons pas obtenir les mêmes résultats. Nous pouvons obtenir les mêmes résultats. Nous suivons simplement un chemin différent. Alors que les hommes ont tendance à perdre beaucoup de poids lorsqu'ils commencent à jeûner, cette perte de poids ralentit ensuite.

Ce que nous observons chez les femmes est totalement différent. Les femmes mettent du temps à démarrer, avec peu ou pas de perte de poids certaines semaines. Mais avec patience et cohérence dans leurs protocoles de jeûne, leur perte de poids commence à s'accélérer ! Une femme peut ne pas perdre de poids pendant la première semaine, mais elle peut en perdre plusieurs kilos pendant la semaine 12.

J'ai vu de nombreuses femmes jeter l'éponge après quelques semaines parce qu'elles pensent que le jeûne intermittent n'est qu'une autre mode alimentaire qui ne fonctionnera pas pour elles. En tant que femme autrefois obèse qui a presque tout essayé comme régime moi-même, je comprends. Mais rien de valable ne vient facilement. La vie est une montagne russe sans fin : un jour tout va bien, et le lendemain votre monde s'effondre. Et que nous a-t-on appris à faire quand cela se produit ? Nous réconforter avec de la nourriture. Si vous êtes une femme cherchant à perdre du poids à peu près à n'importe quelle étape de la vie, vous devez stopper cette réaction dès maintenant. Nous faisons face à des bosses et des obstacles presque tous les jours. Mais si vous suivez votre jeûne, à moins d'avoir une raison d'arrêter de suivre les règles du jeûne, vous obtiendrez des résultats.

En vous préparant pour votre premier jeûne, construisez un état d'esprit de guérison solide et utilisez ce que vous apprenez en éliminant les collations ou en essayant un jeûne de 14 heures pour développer la cohérence et la résilience. Toute ma vie, j'ai vu des patients et des proches osciller entre la prise de poids et la perte de poids, et j'ai passé les vingt-sept premières années de ma vie à osciller entre un mode de vie sain et tomber complètement du wagon. Et en raison du diabète de type 2, de la stéatose hépatique et du SOPK qui ont résulté, j'ai dû être honnête avec moi-même lorsque je me suis engagée dans le jeûne.

J'avais la possibilité d'essayer d'atteindre mes objectifs en abandonnant le jeûne lorsque j'étais stressée par le travail, en colère contre mon mari ou triste que ma grand-mère soit décédée. Et cette option aurait signifié faire face aux dommages que le diabète de type 2 infligeait à mon corps. Ma deuxième option était de m'engager pleinement dans mon protocole de jeûne 90 % du temps pendant six mois. Tout ce qui était moins me placerait dans la catégorie des oscillations. Tout ce qui était plus n'était pas humain. Je devais me permettre de faire des erreurs de temps en temps, mais ne pas laisser un mauvais choix alimentaire se transformer en une journée ou une semaine de mauvais choix. Un engagement ferme signifiait que je pouvais fixer un objectif de guérison pour éliminer mon obésité, le diabète de type 2, le SOPK et la stéatose hépatique en six mois et passer à autre chose dans ma vie. Atteindre cet objectif a été lent au début, mais rien de ce qui fonctionne vraiment ne vient facilement. La constance était la clé, et comme vous le savez, en six mois j'ai atteint chaque partie de mon objectif de guérison.

Si vous avez des difficultés avec l'une des étapes du jeûne, voici quelques outils supplémentaires que j'appelle les « fluides de jeûne » et les « roues d'entraînement » pour rendre le jeûne plus facile et plus confortable. Veuillez utiliser l'une de ces astuces si votre corps en a besoin, ou aucune du tout. Rappelez-vous, le voyage de chaque personne est différent, et ceci est votre voyage.

FLUIDES DE JEÛNE ET ROUES D'ENTRAÎNEMENT : DEUX CONSEILS POUR UN JEÛNE PLUS FACILE

Essayer quelque chose de nouveau peut être effrayant ; on peut avoir l'impression de plonger dans un territoire inconnu. Je comprends que l'élimination des collations ou la suppression d'un repas par jour peut sembler ainsi. Alors, je veux partager deux conseils pour vous aider à faciliter le jeûne. Si vous avez l'impression d'avoir besoin de soutien pendant un jeûne, essayez les fluides de jeûne ou les roues d'entraînement. Ces liquides et aliments facilement digestibles ne provoquent pas de réponse significative de l'insuline dans le corps, et ils satisfont toutes les envies que vous pourriez avoir tout en vous permettant de poursuivre votre jeûne.

Fluides de jeûne

Rester bien hydraté pendant le jeûne aide à minimiser ou à éviter les maux de tête et d'autres effets secondaires qui peuvent survenir lorsque votre corps brûle du carburant et élimine des toxines. Boire remplit également votre estomac de liquide pour que vous vous sentiez plus rassasié, et siroter peut aider à occuper vos mains lorsque vous avez l'habitude de manger fréquemment.

Buvez les fluides suivants à n'importe quel moment pendant n'importe quel jeûne, même un jeûne « pur ». Le jeûne pur signifie que vous ne consommez que de l'eau, du sel naturel, du magnésium, ou du thé ou du café clair. Vous pouvez également combiner ces fluides avec les roues d'entraînement.

1. **Eau :** De l'eau plate ou pétillante à n'importe quelle température est le fluide de jeûne ultime.
2. **Thé ou café :** Essayez du thé ou du café chaud ou froid servi sans édulcorants ni crèmes.
3. **Jus de cornichon sans sucre ou saumure d'olives :** Ces deux liquides renforcent vos sels et électrolytes.

Roues d'entraînement

Pensez à ces roues d'entraînement comme des aides pour vous adapter lorsque la vie interfère avec votre jeûne. Le décalage horaire, le manque de sommeil, les événements importants de la vie et le stress au travail peuvent tous rendre plus difficile la réalisation d'un jeûne avec succès. Par exemple, si vous avez commencé un jeûne de 24 heures, mais que vous vous sentez fatigué au bout de 16 heures, il vaut mieux utiliser une roue d'entraînement que d'abandonner le jeûne. Vous entendrez peut-être certaines personnes appeler les roues d'entraînement « jeûne sale » parce que la consommation de ces choses augmente l'insuline, mais je n'utilise pas ce langage. Essayez l'une de ces options si vous avez besoin d'un coup de pouce pendant que vous apprenez à jeûner.

• **Aromatisants pour l'eau :** Le jus de citron, le jus de lime ou les huiles essentielles comestibles peuvent rendre l'eau plus savoureuse. Essayez les huiles essentielles comestibles (toutes les huiles essentielles ne sont pas comestibles, donc vérifiez attentivement les étiquettes). Une combinaison populaire est l'huile essentielle de basilic et de pamplemousse dans de l'eau gazeuse.

• **Graisse ajoutée pour le thé ou le café :** Jusqu'à 3 cuillères à café de crème épaisse (utilisez du lait de chèvre, de brebis ou de bufflonne si vous trouvez que la protéine A1 dans le lait de vache est inflammatoire), du lait de coco ou de la crème, du lait entier ou homogénéisé, ou du lait d'amande non sucré fait maison peuvent rendre le thé ou le café plus rassasiant. Les laits riches en matières grasses sont faibles en sucre, ils n'interfèrent donc pas avec votre jeûne, car ils ne provoquent pas de pic d'insuline. Évitez les laits écrémés, qui sont faibles en matières grasses et riches en sucre ; le lait d'avoine, qui contient généralement de l'huile de canola et est inflammatoire ; et les laits de noix du commerce, qui contiennent des additifs. Si vous préférez, ajoutez du beurre ou du beurre clarifié (ghee) ou des triglycérides à chaîne moyenne (TCM). (Ou prenez de l'huile de TCM seule.)

• **Sel ou cannelle pour le thé ou le café :** Pour les personnes qui ont du mal à éliminer la graisse de leur café, essayez le sel pour masquer l'amertume. Le sel rend le café beaucoup plus agréable pour les personnes habituées à beaucoup de crème et/ou de sucre. Pour les personnes qui ont du mal à se passer d'édulcorants, y compris la stévia, utilisez la cannelle pour rendre le thé ou le café plus sucré. La cannelle est également un anti-inflammatoire naturel.

• **Bouillon d'os ou bouillon de légumes pauvre en glucides :** Le bouillon est savoureux, et beaucoup de gens l'associent à la santé. Versez le bouillon dans un bol et mangez-le avec une cuillère pour tromper votre esprit en pensant que vous mangez, pour éviter d'attirer l'attention de ceux qui vous entourent et qui pourraient vous interroger sur le jeûne, et pour modéliser une alimentation saine afin que votre famille puisse prendre des repas ensemble.

Une fois que vous pouvez jeûner avec facilité, travaillez sur la réduction et éventuellement l'élimination complète de ces aides. Les roues d'entraînement en particulier sont un carburant pour le corps, ce qui augmente l'insuline et peut faire stagner les personnes atteintes de résistance à l'insuline sur leur chemin vers le bien-être. Dans mon expérience, les femmes ont souvent plus de mal que les hommes à se débarrasser des roues d'entraînement, car elles nous procurent du réconfort. Une tasse de café avec quelques cuillères à soupe de crème épaisse ne semble pas être une si grande affaire lors d'une journée stressante, n'est-ce pas ? Mais chaque fois qu'une femme accepte de renoncer à la crème, le poids commence à fondre, elle se sent mieux, et elle trouve le jeûne plus facile. Soudain, un jeûne de 24 heures semble être une brise et même trois jours de jeûne ne sont plus un gros problème.

Dans ce chapitre, vous avez commencé à travailler sur le renforcement de votre muscle du jeûne, en réfléchissant à votre état d'esprit et en vous assurant de connaître les règles du jeûne. Alors que nous continuons à renforcer ce muscle du jeûne, gardez à l'esprit ce que vous avez appris dans ce chapitre pour ancrer votre parcours dans des pratiques saines et sûres. Prenez le temps dont vous avez besoin pour vous familiariser avec ces premières étapes et pour renforcer votre confiance à mesure que vous modifiez lentement votre comportement alimentaire. En cultivant un état d'esprit axé sur la guérison, en définissant des objectifs intentionnels et en vous engageant à éliminer les collations, vous construisez une base solide pour des jeûnes sûrs, sains et réussis.

Points à retenir du chapitre 8 :

• Le jeûne est comme un muscle. Si vous vous entraînez à jeûner en suivant une approche étape par étape, vous avez plus de chances de réussir à long terme.

• Supprimer les collations peut être difficile, mais c'est un excellent moyen de réduire l'inflammation, d'éviter la prise de poids et de renforcer votre muscle du jeûne.

• Étendez progressivement le temps entre votre dernier repas de la journée et votre premier repas du lendemain matin, visant peut-être un jeûne de 14 heures.

• La constance est essentielle. Je répète cette idée tout au long de ce livre, car elle est très importante. Nous examinerons pourquoi la constance est si vitale, mais pour l'instant, concentrez-vous sur l'établissement de la constance dans vos premières étapes.

CHAPITRE 9 : **Comment commencer et prolonger les jeûnes plus courts**

Utilisez le jeûne lipidique et supprimez un repas par jour

Une fois que vous vous sentez à l'aise d'éliminer les collations et de pratiquer des jeûnes de 14 heures, il est temps d'envisager de prolonger votre fenêtre de guérison et de construire une pratique régulière de jeûne. N'oubliez pas de vous engager à un rythme qui est sûr pour vous et que vous pouvez maintenir. Si vous trouvez difficile de gérer les jeûnes de 14 heures (ou des jeûnes plus longs par la suite), et si les liquides de jeûne et les roues d'entraînement ne suffisent pas, essayez d'utiliser une approche de jeûne lipidique pour allonger votre fenêtre de guérison.

Le jeûne lipidique se concentre sur la satiété, en veillant à ce que votre corps se sente rassasié, ce qui aide à réduire les envies de faim et vous permet de commencer le jeûne complètement. Si vous n'avez pas besoin du soutien du jeûne lipidique, vous pouvez décider de sauter cette étape et de prolonger votre fenêtre de guérison en supprimant un repas par jour. Choisissez l'approche qui vous semble adaptée à vous et à votre corps, et sachez que vous pouvez changer de voie si nécessaire.

Apprendre à jeûner, étape 3 : utiliser le jeûne lipidique

Le jeûne lipidique signifie privilégier un régime alimentaire riche en graisses naturelles. Les graisses alimentaires stimulent la production de leptine, et la leptine est notre principale hormone de satiété, nous nous sentons rassasiés lorsque nous consommons des graisses alimentaires. Le jeûne lipidique a un autre avantage. Les graisses alimentaires ne provoquent pas de réponse inflammatoire dans le corps. En ne mangeant que des graisses naturelles, nous évitons de provoquer ou d'exacerber une inflammation. Et nous évitons un problème que nous n'avons pas encore exploré, mais qui est important alors que nous apprenons à ressentir la satiété. La leptine, une hormone qui aide notre corps à maintenir un poids normal, peut se lier à l'inflammation plutôt qu'à nos récepteurs de leptine, et cela inhibe notre sensation de satiété. Si nous ne savons pas que nous sommes rassasiés, nous continuons de manger. Et de manger. Quand nous nous sentons rassasiés, nous avons naturellement envie de cesser de manger. Le jeûne lipidique est conçu pour vous faire sentir rassasié en ne mangeant que quelques graisses naturelles, aussi souvent que nécessaire. Et vous le faites aussi longtemps que nécessaire pour que votre corps cesse de désirer de la nourriture, afin que vous puissiez commencer à jeûner entièrement.

Voici comment commencer.

1. Choisissez des graisses naturelles que votre corps peut tolérer

Nous avons tous des tolérances différentes pour digérer différents types et quantités de graisses. Si un aliment gras vous rend nauséeux ou désagréable, ne l'utilisez pas comme partie de votre protocole de jeûne lipidique. N'oubliez pas que vous êtes ce que votre aliment mange, alors essayez de choisir des graisses naturelles saines chaque fois que possible.

2. Maintenez la monotonie dans votre alimentation

Choisissez trois ou quatre aliments riches en graisses naturelles que vous appréciez et qui vous font du bien lorsque vous les consommez, comme le bacon, les œufs, les avocats et les olives, et préparez tous vos repas à partir de ces aliments. Ne faites pas l'erreur de trop de variété. L'ennui fait partie de ce qui vous aide à vous éloigner des repas fréquents. Vous pouvez même aller plus loin et préparer le même repas encore et encore, peut-être un sauté ou une omelette. Lorsque nous mangeons les mêmes aliments de manière répétée, nous perdons notre appétit pour eux et nous sommes facilement rassasiés. Par exemple, lorsque je passais des examens, je mangeais de la pizza tous les jours pendant quatorze jours jusqu'à ce que j'aie terminé mes examens. À ce moment-là, j'en avais tellement marre de la pizza que je n'avais plus faim de rien.

3. Mangez chaque fois que vous avez faim

Lors d'un jeûne lipidique, vous n'avez pas besoin de faire des pauses entre les repas, et ne cherchez pas à chronométrer vos repas ou à manger pendant certaines plages horaires. Il est important que vous vous concentriez sur la prise alimentaire lorsque vous avez faim, car l'objectif du jeûne lipidique est de prendre le contrôle de votre muscle de jeûne lorsque vous avez des difficultés, peut-être que vous êtes nouveau dans le jeûne, ou que vous revenez au jeûne après des vacances, ou que vous vivez beaucoup de stress, ou que votre progestérone est élevée, en gérant la satiété. Le premier jour d'un jeûne lipidique, vous pouvez ressentir la faim et manger dix-huit fois. Le deuxième jour, peut-être que vous ressentez la faim et mangez neuf fois. Le troisième jour, beaucoup de femmes rapportent qu'elles ressentent la faim et ne mangent qu'une ou deux fois. Le jeûne est devenu facile pour elles, car elles se sentent rassasiées.

FAQs sur le jeûne lipidique

On me pose souvent beaucoup de questions sur le jeûne lipidique, que ce soit de la part de femmes qui commencent leur parcours de jeûne ou de celles qui utilisent un jeûne lipidique pour surmonter un plateau dans leur parcours. Par exemple, des femmes qui gèrent avec succès des jeûnes intermittents réguliers, mais qui veulent essayer un jeûne prolongé peuvent utiliser le jeûne lipidique pour aider à supprimer leur appétit pendant la transition. Voici quelques-unes des questions les plus fréquemment posées, ainsi que mes réponses.

Quand devrais-je utiliser le jeûne lipidique ?

Le jeûne lipidique est polyvalent. Je le recommande à de nombreuses personnes qui débutent dans le jeûne et qui ont du mal à passer de l'élimination des collations à des jeûnes de 14 heures ou plus. En supprimant l'appétit, le jeûne lipidique élimine la réponse conditionnée à manger. Pour la même raison, je recommande le jeûne lipidique aux personnes qui essaient de passer d'un protocole de jeûne intermittent régulier à un jeûne prolongé.

Le jeûne lipidique est utile lorsque le corps est enflammé, car il ne provoque pas plus d'inflammation, et il permet au corps de se sentir rassasié. C'est une bonne stratégie pour se remettre d'une période de mauvaise alimentation ou de suralimentation, comme pendant une fête ou une occasion spéciale. Si vous avez fait sécréter beaucoup d'insuline à votre corps en mangeant constamment et en consommant beaucoup de glucides, votre corps se sentira lourd, car il retient de l'eau. Si vous vous lancez dans un jeûne strict, vous perdrez beaucoup d'eau et beaucoup d'électrolytes, ce qui causera un stress extrême à votre corps. Pour cette raison, je recommande toujours aux gens de faire un jeûne lipidique pour rétablir plus facilement les électrolytes et reprendre le contrôle de leur insuline.

Peut-on combiner le jeûne lipidique avec d'autres protocoles de jeûne ?

Oui, absolument. Vous pouvez combiner le jeûne lipidique avec des stratégies de jeûne régulières. Vous vous autorisez à manger lorsque vous avez des envies pendant un jeûne lipidique, mais lorsque vous suivez un protocole de jeûne régulier, vous suivez la vague de la faim et attendez jusqu'à votre prochain repas programmé. La combinaison des deux stratégies peut être utile au début d'un parcours de jeûne pour apprendre à gérer les envies.

Puis-je boire des boissons grasses et du bouillon d'os ?

Oui, vous pouvez consommer ces boissons au lieu d'aliments gras pendant un jeûne lipidique.

Quels sont les meilleurs aliments pour le jeûne lipidique ?

N'importe quel produit d'origine animale est un excellent choix. Essayez les œufs, le bacon ou le ventre de porc, le bœuf, en particulier une coupe plus grasse comme l'entrecôte. Les cuisses et les jambes de poulet, par opposition au blanc de poulet sans peau, sont également un excellent choix. Les poissons gras, comme le saumon, sont rassasiants. L'huile d'olive, de coco, de macadamia, le ghee, la graisse de bœuf, la graisse de canard et la mayonnaise à base d'huile vont tous vous aider à vous sentir rassasié. Communément, je fais du bacon, des ailes de poulet et du bœuf, ainsi que des légumes-feuilles cuits dans de la graisse de canard. Si vous mangez des aliments d'origine végétale, essayez de cuisiner vos légumes-feuilles dans des huiles végétales, peut-être que le chou frisé cuit à l'huile d'avocat pourrait être l'un de vos quatre aliments. L'avocat arrosé d'huile d'olive est un excellent choix pour un jeûne lipidique.

Devrais-je éviter certains aliments pendant le jeûne lipidique ?

Évitez les produits laitiers, les noix et les graines, qui peuvent être inflammatoires. Souvent, les personnes qui n'arrivent pas à supprimer leur appétit ont beaucoup d'inflammation dans le corps. Si vous êtes omnivore ou carnivore, éliminez ces trois catégories d'aliments. Si vous suivez un régime à base de plantes, éliminez les produits laitiers et les noix, mais mangez des graines pour obtenir suffisamment de protéines. Si vous êtes végétarien et que vous mangez des produits laitiers, vous devrez peut-être manger des produits laitiers pour obtenir suffisamment de matières grasses.

Apprendre à jeûner, Étape 4 : Supprimer un Repas par Jour

Une fois que vous êtes habituée à vivre sans collations et au jeûne lipidique, la prochaine étape consiste à éliminer l'un de vos trois repas quotidiens. La plupart des femmes commencent par sauter le petit-déjeuner. (Cela diffère de manger un repas par jour, ou OMAD, que nous explorerons un peu plus tard dans le livre.) Cela entraîne un jeûne de 16 à 18 heures par jour, selon l'heure de votre repas. Vous avez probablement entendu parler du jeûne 16/8 ou 18/6 dans des magazines, à la télévision ou sur les réseaux sociaux. On l'appelle aussi alimentation à plage horaire, car en supprimant un repas par jour, vous finissez par manger tous vos repas dans une certaine fenêtre horaire.

Des études récentes ont remis en question l'efficacité de l'alimentation à plage horaire pour perdre du poids.1 Et selon mon expérience, ce type de jeûne ne résout pas nécessairement les problèmes métaboliques. Cependant, un jeûne 16/8 ou 18/6 est excellent pour maintenir une bonne santé ou traiter des problèmes légers, tels que la réduction de petites inflammations dans le corps. C'est un excellent outil pour aider les femmes atteintes du SOPK, du diabète de type 2 ou d'un poids post-partum tenace à développer un muscle du jeûne efficace. Comme dans les trois étapes précédentes, supprimer un repas par jour progressivement et en toute sécurité vous rapproche d'un jeûne thérapeutique plus long. Voici la manière la plus simple de supprimer un repas par jour.

Éliminez le petit-déjeuner

Le petit-déjeuner est souvent le repas que les gens choisissent de supprimer, car ils n'ont pas le temps de manger le matin. Comme de nombreux aliments du petit-déjeuner en Amérique du Nord sont garnis de sucre et riches en glucides, c'est une bonne option à éliminer. Pensez aux options standard : pancakes ou céréales, pain perdu ou gaufres, pain grillé ou viennoiseries avec de la confiture ou de la pâte à tartiner au chocolat. En renonçant à ce type de petit-déjeuner, nous aidons notre corps en éliminant la forte poussée de sucre avec laquelle nous commençons généralement notre journée.

Si l'idée de sauter le petit-déjeuner vous inquiète, vous n'êtes pas seule. Beaucoup d'entre nous ont entendu maintes et maintes fois que le petit-déjeuner est le repas le plus important de la journée. Une fois que vous l'avez essayé quelques fois, vous réaliserez à quel point c'est facile. En sautant le petit-déjeuner, notre premier repas de la journée devient le déjeuner. Cela signifie généralement plus d'options alimentaires saines et complètes, telles que des salades vertes, de la viande, de la soupe et des légumes cuits. N'oubliez pas que notre état d'esprit de guérison considère l'alimentation comme une reconstruction, alors choisissez des aliments entiers et sains pour soutenir votre corps et vous faire avancer plus rapidement sur le chemin du bien-être.

En maîtrisant les quatre étapes que nous avons examinées dans les derniers chapitres — développer une mentalité de guérison, éliminer les collations, utiliser le jeûne lipidique et supprimer un repas par jour — vous construirez une base solide pour passer à des jeûnes thérapeutiques, les types de protocoles qui vous aident à prévenir et à inverser les maladies. Rappelez-vous que si vous avez des difficultés, vous pouvez toujours revenir à ces quatre étapes. Renouvelez votre engagement envers vos objectifs de guérison. Reconstruisez votre confiance en éliminant avec succès les collations. Faites un jeûne lipidique pour maîtriser vos envies et recalibrer votre corps. Puis supprimez progressivement un repas par jour. En peu de temps, vous vous retrouverez prête à aborder de manière sûre et efficace des jeûnes plus longs.

Bien que nous ayons utilisé une méthode étape par étape pour apprendre à jeûner, je recommanderais que vous passiez à un jeûne de 24 heures trois fois par semaine dès que vous vous sentez à l'aise pour le faire. Si vous avez introduit chacune des quatre étapes au cours d'un mois, vous ne devriez pas ressentir beaucoup d'inconfort. Le point idéal pour la santé de la plupart des femmes est un jeûne de 24 à 42 heures, trois jours par semaine, aux jours et aux heures qui correspondent le mieux à leur mode de vie. Nous examinerons ces jeûnes intermittents dans le prochain chapitre.

Si votre relation avec la nourriture a été une lutte toute votre vie, ou même si ce n'est pas le cas, une approche étape par étape peut vous aider à incorporer le jeûne thérapeutique dans votre vie, même lorsque c'est difficile.

ASTUCE D'EXPERT

Planifiez des activités pour vos jours de jeûne à l'avance afin d'avoir toujours un plan d'action avant de tomber dans une humeur dépressive ou de ressentir la faim pendant votre jeûne.

Si vous avez toujours faim à 18 heures, par exemple, allez à la salle de sport ou à un cours de fitness à ce moment-là. Si vous êtes stressée par le travail, promenez-vous au lieu de manger. Prenez un bain de sels d'Epsom si vous vous sentez fatiguée et frustrée à la maison, ou lisez un livre sur votre porche arrière, jardinez ou organisez votre placard au lieu d'ouvrir le réfrigérateur. Rencontrez un bon ami pour prendre un thé ou un café. Planifiez des vacances pour quand vous atteindrez vos objectifs.

Utilisez cette astuce de planification à l'avance pour rester sur la bonne voie et motivée, afin que vous puissiez continuer à bénéficier du jeûne.

Points à retenir du chapitre 9 :

• Utilisez le jeûne lipidique si vous avez des difficultés avec la faim. Chaque fois que vous avez faim, consommez un régime basé sur quatre aliments riches en matières grasses jusqu'à ce que vous appreniez à gérer vos envies.

• Les jeûnes thérapeutiques, qui durent au moins 24 heures et sont intermittents, préviennent et réduisent les maladies de manière plus efficace. Mais passer directement à l'un de ces jeûnes peut être dangereux et inefficace. Commencez par supprimer un repas par jour pour entraîner votre muscle du jeûne.

• Les stratégies de jeûne plus longues, telles que les jeûnes de 24, 36, 42 ou 48 heures, nécessitent un muscle du jeûne fort — progressez vers ces protocoles et apprenez à les effectuer efficacement dans le prochain chapitre.

CHAPITRE 10 : **Stratégies de jeûne prolongé**
Les jeûnes thérapeutiques pour inverser et prévenir les maladies

À ce stade du livre, j'espère que vous avez passé plusieurs semaines à explorer les quatre étapes des deux derniers chapitres. Vous avez examiné votre mentalité, éliminé les collations, peut-être essayé le jeûne lipidique, et commencé des jeûnes de 16/8 ou 18/6 en supprimant un repas par jour. Vous avez appris des stratégies pour faire face à la vague de la faim et vous pouvez régulièrement dire non lorsque quelqu'un vous offre de la nourriture en dehors de votre fenêtre alimentaire. Les stratégies de jeûne plus court que nous avons examinées sont excellentes pour vous habituer au jeûne, mais pour guérir les maladies et améliorer la santé, je pense que vous devez explorer des protocoles de jeûne plus longs. Les jeûnes thérapeutiques ont deux critères : ils doivent durer au moins 24 heures et doivent être intermittents. Des jeûnes constants et intermittents de 24 heures ou plus inversent la maladie chez les femmes présentant des déséquilibres hormonaux. Et dans mon expérience clinique, les jeûnes plus longs aident également à inverser les maladies métaboliques, telles que le SOPK, et contribuent à la perte de poids de plus de 7 kilos.

Dans ce chapitre, nous examinerons de plus près comment utiliser avec succès le jeûne thérapeutique pour gérer notre santé et guérir nos maladies. Ce sont des expériences de jeûne plus profondes et plus intensives qui peuvent transformer votre corps et votre santé, mais elles nécessitent de l'engagement, de la constance et du temps pour être efficaces. Il faut dix à quinze ans pour développer un diabète de type 2, ce qui est long pour que votre corps vive d'une certaine manière. La bonne nouvelle est qu'il faut moins de temps pour inverser ces effets. Ce qui est le plus important, c'est que vous trouviez un protocole de jeûne qui fonctionne le mieux pour vous, afin que vous soyez cohérente et réussissiez.

Les protocoles de jeûne thérapeutique varient en longueur, et le type de jeûne qui vous convient dépend de votre santé actuelle et de vos objectifs de guérison. Je vous recommande de vous présenter à votre jeûne comme vous le feriez pour n'importe quel traitement médical : de manière constante et active, en comprenant que le changement prend du temps, mais que vous suivez un chemin éprouvé vers le bien-être que d'innombrables femmes avant vous ont suivi.

La plupart des gens trouvent que jeûner trois fois par semaine est le plus durable et donne les meilleurs résultats. Cependant, vous pouvez commencer par un type de jeûne thérapeutique puis en essayer un autre à mesure que vos objectifs de guérison évoluent. Ou vous pourriez commencer par un jeûne de 24 heures trois fois par semaine et prolonger lentement vos périodes de guérison, pour voir comment votre corps réagit. Travaillez avec votre médecin pour déterminer quel jeûne convient le mieux à vos besoins actuels. Et veuillez revoir les règles du jeûne avant d'apporter des changements importants.

Intégrer des jeûnes thérapeutiques intermittents dans votre vie peut apporter de nombreux avantages, et je vous encourage à les essayer.

DIX MEILLEURS CONSEILS POUR RÉUSSIR LE JEÛNE

1. Soyez toujours prudente.

Notre règle numéro un est d'être toujours prudente pendant le jeûne. Si vous ne vous sentez pas bien, ou si vous avez des doutes sur quelque chose, arrêtez le jeûne et demandez de l'aide. Il y aura toujours un autre jour pour jeûner. Ne vous poussez pas et ne vous mettez pas en difficulté.

2. Buvez plus d'eau.

Commencez chaque matin avec un verre complet de 250 ml d'eau. Rester hydratée vous garde en bonne santé.

3. Restez occupée.

Choisissez de jeûner lors d'une journée chargée de travail. Être occupée détourne votre esprit de la nourriture et vous donne du temps supplémentaire pour accomplir votre travail. Une situation gagnant-gagnant !

4. Surfez sur les vagues.

Rappelez-vous que la faim vient par vagues ; elle n'est pas continue. La faim n'augmente pas sans cesse jusqu'à ce que vous mangiez. Elle atteint son pic puis diminue. Lorsque vous avez faim, dites-vous, « Je n'ai pas faim, j'ai soif. » Buvez un verre d'eau ou une tasse de café ou de thé nature. Cette petite action vous aidera à passer à autre chose.

5. Buvez du café ou du thé aux herbes.

Le thé vert et le café sont tous deux de légers coupe-faim et contiennent de la caféine, ce qui maintient votre métabolisme actif. Les thés noir, oolong ou aux herbes sont également acceptables. Souvenez-vous simplement de sauter les édulcorants et les crèmes.

6. Chut ! Ne parlez pas du jeûne.

Certaines personnes sont décourageantes parce qu'elles ne comprennent pas les bienfaits du jeûne. Donc, en dehors de parler à votre médecin, gardez pour vous le fait que vous jeûnez, sauf si vous savez que vous allez obtenir le soutien que vous méritez.

7. Laissez à votre corps un mois pour s'adapter.

Votre corps a besoin de temps pour s'habituer au jeûne. Les premiers jeûnes peuvent être difficiles, alors soyez prête. Ne vous découragez pas, car le jeûne deviendra plus facile.

8. Intégrez-le dans votre vie.

Ne vous limitez pas socialement parce que vous jeûnez. Organisez votre emploi du temps de jeûne pour qu'il s'adapte à votre mode de vie, et ajustez-le de semaine en semaine ou de mois en mois, si nécessaire.

9. Le jeûne n'est pas une excuse pour mal manger.

Pendant les jours sans jeûne, suivez un régime nutritif pauvre en sucres et en glucides raffinés pour de meilleurs résultats. N'oubliez pas votre mentalité de guérison : vous êtes en train de guérir et de reconstruire. Choisissez des aliments nourrissants.

10. Quand c'est fini, agissez comme si cela n'avait jamais eu lieu.

Le jeûne n'est pas une excuse pour manger de manière excessive par la suite. Le suralimentation et une mauvaise alimentation peuvent ralentir votre progression et vous décourager. Rappelez-vous, vous ne vous privez pas lorsque vous jeûnez, donc vous n'avez pas besoin de vous « récompenser » en mangeant trop.

En général, nous parlons de stratégies de trois jeûnes par semaine, de deux jeûnes par semaine et de protocoles de jeûne prolongé. Examinons maintenant chacun de ces types de stratégies de jeûne.

Stratégies de trois jeûnes par semaine : Jeûnes de 24 à 42 heures

Dans mon expérience, la norme d'or pour aborder les problèmes métaboliques chez les femmes est de jeûner trois fois par semaine pendant 24 à 42 heures à chaque fois. J'ai travaillé avec plus de 20 000 personnes, et jeûner trois fois par semaine semble être le point idéal pour obtenir des résultats, rester motivée et progresser sur le chemin du bien-être. En essayant un protocole de trois jeûnes par semaine, que les jeûnes durent 24, 30, 36 ou 42 heures à chaque fois, les femmes montrent des résultats clairs et sont motivées par leur succès.

La raison pour laquelle trois fois par semaine fonctionne bien pour tant de personnes est qu'elle établit une routine qui contribue à briser les mauvaises habitudes alimentaires. Des femmes savent qu'elles ne devraient pas grignoter ou manger des aliments malsains comme des bonbons, mais au début du parcours de jeûne, il est difficile de rompre ces mauvaises habitudes ancrées. Je sais à quel point c'est difficile, car le grignotage est mon principal défi, et je jeûne depuis des années ! Lorsque les gens ne jeûnent pas assez fréquemment, le jeûne à lui seul ne permet pas de rompre les vieilles habitudes alimentaires. Je vois régulièrement des femmes qui font des régimes de manière sporadique toute leur vie, et leurs habitudes alimentaires suivent un cycle de régime et de fringales qui a été normalisé pour elles, privant leur corps de nutriments et créant des relations malsaines avec la nourriture. Lorsque la nourriture est notre meilleur ami et que nous ne faisons pas de pauses dans notre alimentation, il peut être très difficile de changer ces vieilles habitudes.

Jeûner régulièrement, trois jours par semaine en alternance, aide les femmes à voir des résultats. Et plutôt que d'abandonner rapidement, en supposant que le jeûne est comme n'importe lequel des innombrables régimes qu'elles ont essayés, elles sont plus motivées à continuer de changer leurs habitudes alimentaires parce qu'elles voient comment le jeûne fonctionne réellement. Cela dit, la stratégie de trois fois par semaine doit être suivie pendant six mois à un an pour que vous puissiez voir des résultats authentiques et durables et améliorer votre motivation. La motivation est éphémère pour beaucoup d'entre nous même dans les meilleurs moments, et tout le monde a besoin de voir des résultats pour continuer à avancer.

Pour intégrer avec succès trois jeûnes par semaine, organisez-les selon n'importe quelle combinaison qui convient à votre emploi du temps. Vous pourriez espacer vos jeûnes, par exemple, un le lundi, un le mercredi et un le vendredi. Il est judicieux de choisir des jours où vous êtes occupée pour vous distraire, mais assurez-vous de ne pas être tellement occupée que vous vous fatiguez trop. Quand j'ai commencé, je jeûnais les lundis, mercredis et vendredis, qui étaient mes jours de travail les plus chargés de la semaine, et je n'ai à peine remarqué que je jeûnais. Je savais que les week-ends seraient trop difficiles comme jours de jeûne, en partie parce que j'aurais le temps de regarder dans le réfrigérateur au lieu de me précipiter de réunion en réunion ! Il est cependant important de ne pas choisir une semaine extrêmement chargée pour commencer à intégrer des jeûnes plus longs, car le jeûne peut alors devenir épuisant et décourageant. Rappelez-vous, se maintenir motivée vous aide à rester constante, et cela transformera votre santé à long terme.

L'imprévu arrive à chacun de nous, et si certaines semaines vous ne pouvez pas intégrer trois jeûnes d'au moins 24 heures, mon conseil est que vous fassiez des jeûnes de 16 ou 18 heures pour maintenir les résultats, même si ces résultats ne seront pas aussi rapides ou visibles qu'avec des jeûnes plus longs.

Trois jeûnes de 24 heures par semaine

Un jeûne de 24 heures signifie sauter deux repas d'affilée chaque jour. Disons que vous dînez mardi soir, puis pas de petit-déjeuner et pas de déjeuner, et vous dînez le lendemain, mercredi. C'est un jeûne de 24 heures. Mais ce qu'il y a d'agréable dans le jeûne, c'est que vous n'avez pas besoin d'être exacte. Si vous mangez 23,5 heures après votre dernier repas, le jeûne sera toujours efficace. Voici un exemple de plan de jeûne :

Plan pour un jeûne de 24 heures depuis le dîner, trois fois par semaine :

Dimanche	Lundi	Mardi	Mercredi	Jeudi	Vendredi	Samedi
Jeûne	Jeûne	Jeûne	Jeûne	Jeûne	Jeûne	Jeûne
Déjeuner	Jeûne	Déjeuner	Jeûne	Déjeuner	Jeûne	Déjeuner
Dîner	Dîner	Dîner	Dîner	Dîner	Dîner	Dîner

Ce jeûne de 24 heures, de dîner à dîner, convient bien à bon nombre de femmes, qui trouvent que ce timing est le plus facile à intégrer dans leur mode de vie. Cependant, certaines personnes trouvent un jeûne de 24 heures de dîner à dîner très difficile, notamment si elles ont un problème thyroïdien sous-jacent ou sont déshydratées, ce qui met beaucoup de stress sur leurs glandes surrénales. Elles sont extrêmement fatiguées vers 16 heures, ont des envies de malbouffe ou éprouvent des maux de tête et de la léthargie. Si c'est le cas, ou si un jeûne de 24 heures de dîner à dîner entre en conflit avec votre mode de vie ou votre routine de travail, essayez plutôt un jeûne de déjeuner à déjeuner ou de petit-déjeuner à petit-déjeuner.

Le timing peut faire la différence entre la difficulté et le succès.

Comment s'assurer que votre jeûne est intermittent

Le simple fait de sauter deux repas ne rend pas un jeûne de 24 heures thérapeutique. Le jeûne doit également être intermittent. OMAD signifie un repas par jour, et c'est une forme de jeûne où l'on ne mange qu'un repas par jour, en sautant les deux autres. Ce n'est pas un protocole de jeûne intermittent ; les personnes qui suivent un régime OMAD le font tous les jours. Le problème avec cette approche est que le corps s'adapte au protocole, et le métabolisme ralentit de la même manière que nous le voyons avec un régime de restriction calorique. Trop peu de calories sont consommées dans un régime OMAD, et nos corps s'adaptent au schéma. Après une perte de poids initiale, le métabolisme ralentit.

Les femmes qui font un jeûne de 24 heures et qui nourrissent une famille trouvent souvent difficile de manger un seul repas sain par jour. Le repas qu'elles consomment peut être un régime alimentaire pour enfants. Ce que nous visons, c'est une approche saine et équilibrée qui est également intermittente. Si vous trouvez que manger un repas par jour convient à votre mode de vie, je vous recommande d'alterner le repas que vous sautez afin de bénéficier du jeûne intermittent sans le ralentissement d'un régime OMAD régulier.

Trois jeûnes de 30/16 par semaine

Trois jeûnes de 30/16 par semaine signifient que vous jeûnez pendant 30 heures trois fois par semaine. Une façon courante de le faire est de finir le déjeuner un jour et de ne pas manger à nouveau jusqu'au souper le jour suivant. Vous sautez le dîner, le petit-déjeuner et le déjeuner. Par exemple, vous pourriez commencer à jeûner après le déjeuner le lundi et manger à nouveau au dîner le mardi. Et répétez cela du mercredi au jeudi, et du vendredi au samedi. Voici un exemple.

Plan pour un jeûne de 30 heures trois fois par semaine :

Dimanche	Lundi	Mardi	Mercredi	Jeudi	Vendredi	Samedi
Jeûne	Jeûne	Jeûne	Jeûne	Jeûne	Jeûne	Petit-déj
Déjeuner	Jeûne	Déjeuner	Jeûne	Déjeuner	Jeûne	Déjeuner
Jeûne	Dîner	Jeûne	Dîner	Jeûne	Dîner	Dîner

Beaucoup de femmes apprécient la simplicité de l'horaire 30/16. L'autre avantage de ce protocole est que vous entrez dans un jeûne de combustion des graisses plus profond, ce qui génère de meilleurs résultats et vous aide à apprendre à jeûner plus longtemps.

Trois jeûnes de 36 heures par semaine

Trois jeûnes de 36 heures par semaine signifient essentiellement une journée entière sans manger suivie d'une journée complète avec trois repas. Vous pourriez avoir trois repas le dimanche, puis sauter le petit-déjeuner, le déjeuner et le dîner le lundi, et répéter cette durée de jeûne deux fois de plus dans la semaine.

Plan pour un jeûne de 36 heures trois fois par semaine :

Dimanche	Lundi	Mardi	Mercredi	Jeudi	Vendredi	Samedi
Petit-déj	Jeûne	Petit-déj	Jeûne	Petit-déj	Jeûne	Petit-déj
Déjeuner	Jeûne	Déjeuner	Jeûne	Déjeuner	Jeûne	Déjeuner
Dîner	Jeûne	Dîner	Jeûne	Dîner	Jeûne	Dîner

Ce calendrier est ce que j'appelle une approche de référence pour la perte de poids et l'inversion du diabète de type 2. Un jeûne de 36 heures trois fois par semaine abaisse les niveaux d'insuline et vous offre une bonne période de 12 heures de jeûne pour une perte de graisse profonde. Pendant le jeûne de perte de graisse profonde, vous perdez environ 200 g à chaque fois. Si vous suivez ce protocole, vous constaterez généralement une perte de 600 g de graisse par semaine. Un autre avantage des trois jeûnes de 36 heures est la charge cognitive réduite ; vous passez beaucoup moins de temps à suivre les horaires ou à penser à manger.

Trois jeûnes de 42 heures par semaine

Trois jeûnes de 42 heures par semaine sont plus ou moins la même chose que trois jeûnes de 36 heures par semaine, sauf que vous ne prenez pas de petit-déjeuner les jours où vous rompez votre jeûne. Ainsi, vous pourriez prendre le souper le dimanche, jeûner toute la journée du lundi et sauter le petit-déjeuner le mardi. Ensuite, planifiez un déjeuner sain et nutritif le mardi, réintroduisant votre corps à la nourriture après la longue pause. Et répétez ce cycle tout au long de la semaine.

Plan pour un jeûne de 42 heures trois fois par semaine :

Dimanche	Lundi	Mardi	Mercredi	Jeudi	Vendredi	Samedi
Jeûne	Jeûne	Jeûne	Jeûne	Jeûne	Jeûne	Jeûne
Déjeuner	Jeûne	Déjeuner	Jeûne	Déjeuner	Jeûne	Déjeuner
Dîner	Jeûne	Dîner	Jeûne	Dîner	Jeûne	Dîner

Ce protocole peut être très efficace pour éviter l'effet de l'aube (voir ci-dessous), car avec des jeûnes de 42 heures, la plupart des gens ne mangent pas avant l'heure du déjeuner. Tôt le matin, nous connaissons naturellement une augmentation de la glycémie alors que notre corps se prépare pour la journée. Beaucoup de femmes pressées le matin mangeront quelque chose de rapide, comme des céréales sucrées.

Elles introduisent beaucoup de sucre après une longue période sans nourriture, et ajouté à l'effet de l'aube, cela les fait se sentir mal. Prendre le temps de planifier un repas sain après le jeûne est crucial, mais un jeûne de 42 heures peut également aider.

L'effet de l'aube

L'effet de l'aube, également appelé phénomène de l'aube, est créé par le rythme circadien. Le matin, des déclencheurs hormonaux nous réveillent. Notre corps sécrète des niveaux plus élevés de noradrénaline et de cortisol pour nous donner de l'énergie pour la journée à venir. Il sécrète également du glucagon, qui déplace le glucose des réserves vers le sang afin qu'il soit disponible comme carburant lorsque nous devenons actifs. Cette montée hormonale normale indique au foie de pousser tout excès de sucre qu'il n'a pas converti en graisse, donnant au corps une chance de le brûler. La plupart des gens ne remarquent pas cette augmentation de leur taux de glucose sanguin, mais la hausse peut être très perceptible chez les personnes atteintes de diabète de type 2. Pour cette raison, j'encourage vraiment les diabétiques de type 2 à ne pas manger le matin.

Lorsque les niveaux de sucre dans le sang augmentent, le pancréas produit de l'insuline en réponse. Si vous jeûnez le matin, vous pouvez éliminer ce sucre. Mais si vous mangez le matin, vous ajoutez plus d'insuline à votre système, ajoutant plus de carburant à un feu que vous essayez d'éteindre.

L'effet de l'aube est la chose la plus difficile à changer si vous avez le diabète de type 2. En jeûnant, vous verrez vos analyses sanguines s'améliorer, en particulier votre hémoglobine, mais votre glycémie matinale restera élevée. C'est la dernière chose à s'améliorer. C'est pourquoi nous recommandons parfois aux diabétiques de type 2 de ne pas vérifier leurs analyses sanguines le matin, sauf s'ils prennent de l'insuline et ont besoin d'équilibrer cela. En ne vérifiant pas vos niveaux de glucose, vous réduisez le stress et suivez un protocole de jeûne adapté ; cependant, tout ce travail doit être fait avec le soutien médical.

Stratégies à Deux Jeûnes par Semaine : Jeûnes de 48, 66 et 72 Heures

Les jeûnes trois fois par semaine peuvent être difficiles à gérer tout en s'occupant d'un foyer, en préparant des repas et en jonglant avec le travail, c'est pourquoi de nombreuses femmes préfèrent plutôt deux jeûnes par semaine. À la maison, cette stratégie fonctionne bien pour moi. Je fais la plupart de la cuisine, et lorsque je jeûne deux fois par semaine pendant 48 heures, je manque seulement deux repas avec mon mari tout en bénéficiant de tous les avantages d'un jeûne plus long. Deux jeûnes de 48 heures n'équivalent pas au même nombre d'heures que trois jeûnes de 42 heures, mais le jeûne plus profond et la combustion des graisses plus profonde d'un jeûne de 48 heures peuvent être plus faciles à mettre en pratique et très motivants, car les résultats sont visibles rapidement.

Il n'y a pas de conséquences négatives à essayer ces jeûnes plus longs et à voir s'ils conviennent à votre corps et à votre mode de vie, mais n'oubliez pas les règles du jeûne, qui sont absolument essentielles. Sachez que ces jeûnes plus longs, généralement de 36 heures ou plus, peuvent perturber votre sommeil au début. Votre corps s'adaptera, mais les compléments de magnésium peuvent faire une différence (voir le chapitre 11). Si vous envisagez de faire un jeûne de 66 heures, voire de 72 heures, ne vous attendez pas à en insérer un (ou deux) dans votre vie chaque semaine.

Deux jeûnes de 48 heures par semaine

Deux jeûnes de 48 heures par semaine signifient que vous prenez votre dîner le dimanche soir, puis jeûnez toute la journée du lundi, en sautant le petit-déjeuner et le déjeuner le mardi, et vous rompez votre jeûne avec le dîner le mardi soir. Ensuite, vous prendriez les trois repas le mercredi. Vous jeûneriez toute la journée du jeudi et reprendriez à manger le vendredi au dîner.

Plan pour un jeûne de 48 heures deux fois par semaine :

Dimanche	Lundi	Mardi	Mercredi	Jeudi	Vendredi	Samedi
Jeûne	Jeûne	Jeûne	Jeûne	Jeûne	Jeûne	Jeûne
Déjeuner	Jeûne	Jeûne	Déjeuner	Jeûne	Jeûne	Déjeuner
Dîner	Jeûne	Dîner	Dîner	Jeûne	Dîner	Dîner

Deux jeûnes de 66 heures par semaine

Deux jeûnes de 66 heures par semaine signifient qu'après le dîner le dimanche, par exemple, vous jeûnez toute la journée du lundi et du mardi, et vous rompez votre jeûne avec le déjeuner le mercredi. Vous pourriez faire un deuxième jeûne de 66 heures, commençant après le dîner le mercredi. Ainsi, vous jeûnez toute la journée du jeudi et du vendredi, et reprenez à manger à l'heure du déjeuner le samedi. Vous pouvez également combiner un jeûne de 66 heures avec un autre jeûne plus court chaque semaine, peut-être un jeûne de 24 heures ou de 42 heures.

Plan pour un jeûne de 66 heures deux fois par semaine :

Dimanche	Lundi	Mardi	Mercredi	Jeudi	Vendredi	Samedi
Jeûne	Jeûne	Jeûne	Jeûne	Jeûne	Jeûne	Jeûne
Déjeuner	Jeûne	Jeûne	Déjeuner	Jeûne	Jeûne	Déjeuner
Dîner	Jeûne	Jeûne	Dîner	Jeûne	Jeûne	Dîner

Une femme et un homme réagissent différemment à la faim et au jeûne. Lorsqu'un homme commence le jeûne, l'hormone qui signale la faim, la ghréline, chute considérablement au cours des premières 24 heures, puis se stabilise. En conséquence, ils éprouvent des pics de faim lorsque la ghréline suit naturellement un cycle d'augmentation et de diminution tout au long de la journée. Cependant, lorsque les femmes commencent à jeûner, la ghréline diminue et reste basse. Cela signifie qu'une fois qu'une femme est dans un jeûne, si elle reste dans le jeûne, elle ne ressent pas la faim de la même manière qu'un homme. Pour certaines femmes, un protocole de 66 heures peut donc être très efficace. Ce jeûne est un excellent moyen de réduire l'inflammation, de diminuer la résistance à l'insuline et de l'adapter à votre mode de vie.

Un jeûne de 72 heures plus un jeûne plus court par semaine

Un jeûne de 72 heures signifie que vous pourriez jeûner après le dîner du dimanche et toute la journée du lundi et du mardi, rompant votre jeûne avec le dîner du mercredi. Les femmes qui utilisent ce protocole font un jeûne de 72 heures une fois par semaine avec un jeûne supplémentaire de 24 heures à la fin de leur semaine, le vendredi, par exemple.

Plan pour un jeûne de 72 heures plus un jeûne de 24 heures :

Dimanche	Lundi	Mardi	Mercredi	Jeudi	Vendredi	Samedi
Jeûne	Jeûne	Jeûne	Jeûne	Jeûne	Jeûne	Jeûne
Déjeuner	Jeûne	Jeûne	Jeûne	Déjeuner	Jeûne	Déjeuner
Dîner	Jeûne	Jeûne	Dîner	Dîner	Dîner	Dîner

Certaines femmes aiment ce protocole de jeûne, car elles le trouvent plus facile que le jeûne un jour sur deux en raison des fringales. Notre hormone de la faim, la ghréline, diminue vers les 36 heures, donc à la fin de leur jeûne de 36 heures, l'appétit de ces femmes diminue et le jeûne semble facile. Pour cette raison, le jeûne de 72 heures peut être très réussi, car elles ne font pas face à l'aggravation de la faim, elles craignent moins le jeûne et elles peuvent être plus constantes.

La deuxième moitié de la semaine, lorsque le jeûne de 72 heures est terminé, peut être très difficile pour certaines femmes. Elles trouvent tentant de retomber dans d'anciens habitudes alimentaires pendant les quatre jours où elles ne jeûnent pas. Intégrer un jeûne de 24 heures plus tard dans la semaine peut les aider à gérer leur nouveau mode de vie.

Jeûner de manière intermittente et prolongée induit l'autophagie

Le terme autophagie fait référence à un phénomène physiologique dans le corps. Le mot lui-même vient du grec : auto signifie soi-même et phagy signifie manger, donc le mot se traduit par « se manger ». En fait, l'autophagie est le mécanisme du corps pour transformer toute la « machinerie » ancienne et défaillante en parties neuves et utiles.

Avant 2016, lorsque le biologiste cellulaire japonais Yoshinori Ohsumi a remporté un prix Nobel pour ses travaux en laboratoire sur l'autophagie, personne ne savait grand-chose sur la façon dont le corps détruisait et recyclait ses composants cellulaires. Son travail a attiré l'attention internationale, car il expliquait comment notre corps traque les protéines anciennes et inactives et les remet ensemble pour former de nouvelles protéines et cellules, comme un programme de recyclage. Vous prenez l'ancien et vous le transformez en nouveau. Et vous pouvez l'activer ou le désactiver en jeûnant.

L'autophagie a été décrite comme la manière dont le corps élimine les cellules endommagées afin de régénérer des cellules plus récentes et plus saines. Ce qui est remarquable, c'est que les nouvelles cellules n'ont pas besoin d'être dans la même partie du corps que les anciennes. Ce que j'observe chez les femmes, c'est qu'elles préviennent les maladies, guérissent leur corps et réduisent les signes et les symptômes du vieillissement lorsque leur jeûne induit l'autophagie. Les résultats peuvent être frappants. J'ai une fois échoué à reconnaître l'une de mes patientes, car son apparence physique avait tellement changé. Elle avait l'air tellement plus jeune, car elle avait induit l'autophagie dans son corps grâce au jeûne.

Il existe trois façons d'induire l'autophagie dans le corps. La première est par le biais d'un exercice intense. La deuxième est par le régime cétogène, un régime très pauvre en glucides qui force le corps à passer de la combustion du glucose à la combustion des graisses. La majeure partie de la nourriture dans un régime cétogène est constituée de graisses ou de protéines naturelles, et le corps devient très efficace pour brûler les graisses pour produire de l'énergie, un processus appelé cétose. Ces deux méthodes sont difficiles à maintenir : il est difficile de s'entraîner de manière assez intensive pour maintenir l'autophagie, et le régime cétogène est basé sur des restrictions strictes qui peuvent être limitantes et difficiles à suivre.

La troisième façon d'induire l'autophagie est le jeûne. Les chercheurs ne savent pas exactement quand l'autophagie commence à se produire dans le corps, mais pour la femme adulte moyenne suivant un régime alimentaire à base d'aliments entiers, l'autophagie semble se produire quelque temps après 24 heures de jeûne. Lorsque les femmes jeûnent pendant 30 heures et plus, l'autophagie est induite. En inversant les maladies métaboliques, vous pouvez entrer dans cet état d'autophagie grâce aux jeûnes de maintenance, qui sont les jeûnes plus courts, mais très peu d'études l'ont mesuré. Selon mon expérience, le moment où l'autophagie commence varie d'une femme à l'autre et est influencé par le stress, le sommeil et les déplacements. Il vaut donc la peine d'expérimenter, avec le soutien d'un professionnel de la santé, pour voir si l'autophagie se produit dans votre corps et quels en sont les effets.

Conseils pratiques pour le jeûne prolongé

1. Hydratez-vous de manière constante, surtout au cours des premières 48 heures.
2. Commencez votre jeûne lorsque vous vous sentez calme et que la vie n'est pas trop stressante. Si vous jeûnez pendant des périodes stressantes, le stress lui-même crée une réponse insulinique, ce qui rend la combustion des graisses plus difficile et vous fait vous sentir physiquement mal.
3. Assurez-vous d'utiliser ces roues d'entraînement ! Si vous jeûnez pendant une période chargée, vous risquez d'oublier de bien vous hydrater. Souvent, si les gens sont trop occupés, ils rompent le jeûne avec des aliments rapides et faciles qui sont très malsains. Un peu de planification au début d'un jeûne prolongé le rendra beaucoup plus facile et plus réussi dans l'ensemble.
4. Lorsque vous jeûnez, vous produisez beaucoup de noradrénaline, qui est une forme d'adrénaline, et beaucoup de gens souffrent d'insomnie en conséquence. Si j'avais une semaine chargée au travail avec d'énormes projets, je ne jeûnerais pas également en raison des interruptions du sommeil. Vous voulez trouver un équilibre entre être assez occupé pour être distrait de la pensée de manger et être trop occupé où les perturbations du sommeil seront un gros problème. Il est bon de noter que la noradrénaline est tellement élevée pendant un jeûne prolongé qu'il n'y a pas grand-chose que vous puissiez faire pour réduire l'insomnie. Pendant des jeûnes plus courts, vous pouvez utiliser des suppléments de magnésium par voie orale pour contrer les effets de la noradrénaline.

La première fois que j'ai fait un jeûne de sept jours, je pensais avoir assez de carburant pour passer à travers. Mais le deuxième et le troisième jour, je pensais que j'allais mourir. J'ai utilisé des roues d'entraînement pour m'aider à traverser ces sensations et je me suis assurée de m'hydrater et de me reposer. Quand je me suis réveillée le quatrième jour, mon réservoir de carburant était plein, car mon corps brûlait enfin les graisses. Je me sentais comme une toute nouvelle personne. J'ai fini par faire un jeûne de onze jours. J'ai bu de l'eau, du thé et une tasse de bouillon occasionnelle quand j'en avais besoin.

Les protocoles de jeûne thérapeutique, qu'il s'agisse de deux ou trois jours par semaine ou de jeûnes prolongés de plusieurs jours, combinés à un régime pauvre en glucides et riche en graisses saines, sont la clé pour inverser les maladies et maintenir une bonne santé. Nous avons examiné comment intégrer ces jeûnes dans votre mode de vie et comment induire l'autophagie afin de perdre du poids, de gérer les déséquilibres hormonaux et de ralentir le processus de vieillissement.

Même si vous adoptez une approche pas à pas du jeûne, vous pouvez encore rencontrer des moments où vous vous sentez mal ou où votre corps change de manière inattendue. Dans le prochain chapitre, je vous guiderai à travers certains des effets secondaires que vous pourriez ressentir pendant le jeûne, ainsi que quelques conseils de dépannage pour rendre le voyage plus facile.

Points à retenir du chapitre 10 :

• Les protocoles de jeûne plus longs sont thérapeutiques : ces jeûnes conduisent à une perte de poids plus importante et plus durable ainsi qu'à une meilleure santé globale.

• La cohérence est cruciale. Il vaut mieux faire régulièrement des jeûnes plus courts que de faire sporadiquement des jeûnes longs et intensifs.

• Manger un repas par jour (OMAD) n'est pas un protocole de jeûne intermittent. Bien que sauter les mêmes deux repas par jour puisse être pratique, votre corps s'adapte à la nouvelle routine alimentaire et votre métabolisme ralentit.

• Pendant les jeûnes plus longs, le corps élimine le poids de l'eau avant de commencer à brûler les graisses. Une hydratation adéquate est essentielle.

• Après 24 à 30 heures de jeûne, l'autophagie est induite, ce qui signifie que le corps se répare en recyclant les anciennes cellules défectueuses en nouvelles cellules saines. Nous commençons seulement à comprendre l'autophagie, et je prévois de nouvelles avancées de recherche au cours des prochaines années.

• Je recommande un jeûne prolongé une à quatre fois par an pour détoxifier votre corps et réinitialiser vos hormones. Consultez d'abord votre médecin et utilisez un soutien médical.

CHAPITRE 11 : **Conseils et astuces pour résoudre les problèmes de jeûne**

Que vous suiviez des protocoles plus courts ou plus longs, le jeûne peut apporter d'énormes bienfaits pour la santé. Si vous maintenez un régime pauvre en glucides et riche en graisses saines, jeûnez régulièrement et de manière intermittente, et évitez les aliments ou les liquides qui provoquent une forte réponse insulinique dans le corps, vous êtes bien parti.

Mais comme pour commencer un programme d'exercice ou apprendre toute nouvelle compétence, vous pouvez rencontrer quelques obstacles en cours de route. En développant une nouvelle relation avec la nourriture et en ajustant votre corps à de nouvelles façons de guérir et de reconstruire, vous pourriez vous demander si ce que vous ressentez est « normal », ou si vous devriez vous inquiéter et demander l'avis d'un professionnel de la santé.

Au fur et à mesure que le corps guérit, vous pouvez constater que votre métabolisme change. J'aime dire que j'ai été dix-neuf versions différentes de moi-même. Cela signifie, par exemple, qu'au début de mon parcours de jeûne, le sel ne m'était pas utile. Mais à mesure que mon corps a changé en réponse au jeûne, j'ai dû réévaluer. Parfois, j'ajoute maintenant du sel pour soutenir mes jeûnes ou réduire les effets secondaires indésirables. De même, ma tolérance aux glucides, aux graisses et à tous les autres aliments, en particulier les protéines, a également changé le long de mes dix-neuf parcours métaboliques différents. Il y a eu plusieurs moments de ma vie où je n'ai pas pu jeûner — en raison du brouillard cérébral ou des envies de sucre — à mesure que mon corps changeait. Ce que je recommande, c'est que vous anticipiez que vos besoins métaboliques changeront au fur et à mesure de votre guérison.

Dans ce chapitre, je mettrai en évidence certains des effets secondaires les plus courants que vous pourriez rencontrer et offrirai des solutions faciles pour résoudre ou atténuer leurs symptômes.

Effets secondaires courants : symptômes et solutions

Des femmes et moi avons rencontré de nombreux effets secondaires positifs et négatifs similaires au cours de nos voyages de jeûne, et je suis là pour vous rassurer que la plupart des effets secondaires désagréables sont attendus, de courte durée et faciles à remédier. Dans la plupart des cas, ils ne sont pas une raison d'arrêter le jeûne. Il s'agit de votre corps éliminant l'eau, le sucre ou les toxines, et ce sont des étapes vers une meilleure santé.

Constipation

Les mouvements intestinaux ralentissent lorsque nous jeûnons, car lorsque nous ne mangeons pas, les déchets ne passent pas. Parfois, les gens pensent être constipés parce qu'ils n'ont pas eu de mouvement de l'intestin. Mais il y a une différence entre ne pas avoir de déchets à évacuer et être constipé. Si vous avez envie d'aller aux toilettes, mais que vous ne le pouvez pas, vous êtes constipé. Mon meilleur conseil est d'être patient. Cependant, si vous ressentez un inconfort ou une douleur, essayez un peu d'exercice physique. L'exercice peut vous aider à vous sentir bien, à stimuler vos niveaux d'énergie lorsque vous jeûnez et à stimuler vos intestins. Assurez-vous également de boire 1 tasse d'eau pour chaque thé ou café.

Recommandé : Si l'exercice et l'eau ne stimulent pas vos intestins, essayez de prendre 400 milligrammes de citrate de magnésium par jour. Il est universellement recommandé pour aider contre la constipation, que vous jeûniez ou non. Et si tout le reste échoue, essayez d'ajouter 1 à 2 cuillères à soupe d'huile MCT ou d'huile de coco à votre café ou prenez-la directement. Ces huiles sont rapidement digérées, et le corps les élimine généralement rapidement.

Déshydratation

L'hydratation est cruciale pendant n'importe quel jeûne, et surtout au cours des premières 48 heures. C'est à ce moment-là que le corps connaît la plus grande baisse d'insuline et signale aux reins de libérer de l'eau. Pour chaque gramme de glycogène stocké, notre corps stocke 4 grammes d'eau. Ainsi, lorsque nous entamons notre jeûne et brûlons ces réserves de glycogène, le corps se débarrasse de l'excès d'eau en l'éliminant par l'urination et les mouvements intestinaux. Chaque fois que nous perdons de l'eau, nous perdons des électrolytes, en particulier du sodium et du magnésium. Au cours des premières 48 heures du jeûne, nous pouvons devenir déficients en électrolytes, ce qui provoque du brouillard cérébral, des nausées et plusieurs effets secondaires indésirables. Si vous ne reconstituez pas l'eau au cours de ces 48 heures, vous pouvez déclencher une réponse au stress, ce qui empêchera la perte de poids et vous fera vous sentir mal.

Les électrolytes sont une forme de nutriments et sont impliqués dans tous les aspects du corps, depuis le fonctionnement du cœur jusqu'à l'éternuement ! Ils sont importants pour le maintien de nombreux systèmes corporels, et nous devons nous assurer d'en obtenir suffisamment lorsque nous jeûnons et mangeons. Au cours d'un jeûne plus long, au cours des deux ou trois premiers jours, vous aurez besoin de jus de cornichon, de bains de sels d'Epsom et d'eau pour reconstituer ces électrolytes. Assurez-vous de boire lorsque vous avez soif et ne buvez pas trop si vous n'avez pas soif du tout. Vos reins sont comme une plante : si vous ne les arrosez pas suffisamment, ils ne fonctionnent pas bien ; si vous les arrosez trop, ils ne fonctionnent pas bien non plus. Vous pouvez potentiellement vous noyer en buvant trop d'eau, alors assurez-vous d'équilibrer votre hydratation avec du sel. Une véritable hydratation ne concerne pas seulement l'eau ; c'est l'eau, le sodium et le magnésium.

Recommandé : Buvez de 200 à 500 ml d'eau et un peu de sel (ajoutez un peu d'eau ou prenez-le seul), ou une tasse de bouillon ou de jus de cornichon toutes les deux à quatre heures par jour de jeûne. Prenez un supplément de magnésium, et évitez les boissons énergétiques, qui sont chargées de sucre. La dose quotidienne recommandée de magnésium par Santé Canada est de 400 milligrammes. Cependant, des recherches montrent que les personnes atteintes de diabète de type 2 et du syndrome métabolique bénéficient de la prise de 2 000 à 2 400 milligrammes de magnésium.1 La plupart des individus ne tolèrent pas autant par jour, et c'est très cher. Je recommande donc aux femmes de combiner le magnésium transdermique (magnésium à travers la peau), l'huile de magnésium (qui sont absorbés différemment et n'impactent pas les intestins), et un supplément de magnésium, qu'elles jeûnent ou non.

ASTUCE D'EXPERT

Le magnésium est impliqué dans des millions de fonctions corporelles. Il aide à équilibrer notre système nerveux. Il favorise la détente. Il contribue au maintien d'une bonne humeur et aide à dormir. Il réduit les symptômes d'anxiété et de dépression. Il est vraiment important pour prévenir les crampes musculaires ou l'accumulation d'acide lactique.

La plupart des femmes sont déficientes en magnésium, et la résistance à l'insuline épuise davantage le magnésium. Les personnes résistantes à l'insuline ont besoin du double de la quantité de magnésium par rapport aux autres personnes. Pourtant, de nombreux médecins ne testent pas bien ces niveaux. Ils demandent un test sanguin de magnésium sérique, qui ne mesure pas la quantité de magnésium dans nos tissus, seulement ce qui circule dans notre sang. Mais pour maintenir des niveaux élevés dans le sang, le corps élimine le magnésium de nos tissus ! Si vous voulez savoir si vos niveaux tissulaires sont bons, faites un test de magnésium érythrocytaire (RBC).

Je recommande des suppléments de magnésium pour toutes les femmes, qu'elles jeûnent ou non. Le citrate de magnésium est une excellente source si vous avez tendance à la constipation. Le bisglycinate de magnésium est une bonne alternative si vous ne l'êtes pas. Le malate de magnésium est excellent si vous ressentez une fatigue chronique. Et le thréonate de magnésium est le seul type à traverser la barrière hémato-encéphalique et a un impact positif sur notre humeur et notre fonction cognitive ; c'est une bonne option si vous ne voulez pas être grincheuse pendant que votre corps s'adapte à brûler les graisses corporelles.

Associez les suppléments de magnésium à du magnésium transdermique et à de l'huile de magnésium pour vous assurer que votre corps absorbe ce minéral. Mais n'oubliez pas de maintenir vos niveaux de sodium élevés pour que votre corps n'élimine pas autant de magnésium. Si vous n'absorbez pas totalement le magnésium, envisagez une autre façon d'obtenir cet électrolyte crucial dans votre système.

Diarrhée

Les selles molles ou l'urgence fécale ne sont pas rares lorsque les gens commencent à jeûner, mais généralement uniquement lorsqu'un jeûne dure plus de 24 heures. Parfois, cela est dû à une faible insuline : si l'insuline baisse fortement, nos reins signalent au corps de libérer de l'eau, qui est parfois excrétée dans les selles. Cette diarrhée peut être déroutante : vous n'avez pas mangé, alors vous ne comprenez pas pourquoi vous perdez des selles. La diarrhée peut entraîner une perte d'électrolytes, contribuant à la déshydratation, à la fatigue, aux maux de tête et à un sentiment général de malaise.

Parfois, lorsque nous rompons notre jeûne, nous aurons de la diarrhée. Cet effet secondaire est dû au fait que le corps est perturbé par le nouveau protocole de jeûne, il conserve donc les sucs digestifs. Lorsque nous rompons notre jeûne, les enzymes digestives ne sont pas disponibles pour digérer la nourriture. Le résultat est une nourriture non digérée dans les selles et des selles très molles. Faire d'abord des jeûnes plus courts aide à habituer notre corps avant de faire des jeûnes plus longs, afin qu'il ne conserve pas les sucs digestifs, mais les produise normalement. Il faut généralement deux semaines pour que le corps s'adapte au nouveau calendrier de jeûne et que la digestion normale reprenne lorsque les gens prennent leur repas de rupture de jeûne. Prolonger votre calendrier de jeûne régulier peut provoquer à nouveau ces effets secondaires de selles lorsque votre corps s'adapte. Si vous suivez un plan de jeûne régulier, les effets secondaires disparaîtront dans les deux à quatre semaines.

Résolution des problèmes de diarrhée causés par une faible insuline ou un manque de sucs digestifs

Des douleurs gazeuses, des ballonnements et, dans de rares cas, des vomissements peuvent être des signes que le corps ne produit pas suffisamment de sucs digestifs. Certains aliments sont difficiles à traiter par le système digestif, et pour réduire ces symptômes gastriques lors de la rupture du jeûne, nous suggérons aux gens d'éviter les aliments riches en fibres, en graisses et les aliments qui provoquent une inflammation, comme les produits laitiers. Ces aliments peuvent être difficiles à traiter par le système digestif :

- Alcool
- Produits laitiers (recherchez la caséine A1 et la caséine A2 si vous devez consommer des produits laitiers)
- Œufs
- Beurres de noix
- Noix
- Légumes crus
- Viande rouge

Si vous n'avez pas de problèmes, ne changez pas votre régime alimentaire. Si vous jeûnez depuis longtemps, votre corps peut tolérer bon nombre de ces aliments. Mais si vous avez des effets secondaires, modifiez vos aliments de rupture de jeûne. Et il n'est jamais conseillé de consommer des boissons alcoolisées à jeun.

Recommandé : Rompez votre jeûne avec des légumes cuits, des soupes, du poisson ou de la volaille, qui sont faciles à digérer. Si vous devez manger de la viande rouge, choisissez de la viande hachée de haute qualité et mangez moins que d'habitude. Si vous constatez que le bouillon d'os traverse rapidement votre système parce qu'il est trop gras, essayez une autre marque ou préparez le vôtre.

Fatigue

Beaucoup de femmes ressentent de la fatigue la plupart du temps, même lorsqu'elles ne jeûnent pas. Cette fatigue est souvent due à la résistance à l'insuline dans le corps. Lorsque nos cellules ont besoin d'énergie, la résistance à l'insuline empêche notre corps d'accéder au glucose dans notre sang. Et nous nous sentons fatiguées. Une autre cause fréquente de fatigue chez les femmes est l'hypothyroïdie non diagnostiquée ou diagnostiquée et mal gérée.

Une troisième cause de fatigue est le faible taux de sodium. L'insuline est une hormone qui retient l'eau, et donc lorsque nos niveaux d'insuline sont élevés, notre corps retient plus d'eau. Au début du jeûne, lorsque nos niveaux d'insuline diminuent, nos reins doivent éliminer cette eau. Lorsque les femmes jeûnent, les niveaux d'insuline chutent rapidement. Les femmes connaissent initialement une augmentation de la miction et perdent des électrolytes. La perte d'électrolytes entraîne une baisse des niveaux de sodium, et l'un des effets secondaires est la fatigue. Cela diffère de la fatigue causée par la résistance à l'insuline ou l'hypothyroïdie, mais elle se ressent de la même manière.

Chacune de ces formes de fatigue nécessite une solution différente.

Résolution des problèmes de fatigue causée par un faible taux de sodium

Les maux de tête, les étourdissements, le brouillard mental et la léthargie qui accompagnent votre fatigue sont des signes d'une baisse des niveaux de sel. Buvez du jus d'olive ou du jus de cornichon, ou placez des cristaux de sel sous votre langue pour soulager ces effets secondaires.

Le corps évalue ses niveaux de sodium tout au long de la journée, alors veillez à ne pas prendre trop de sel à la fois, cela pourrait vous faire vous sentir plus mal. Vous pouvez également ressentir des palpitations cardiaques ainsi que des ballonnements et des inconforts.

Si vous avez beaucoup de résistance à l'insuline, vous ne ressentirez pas de fatigue en raison d'un faible taux de sodium lorsque vous commencez le jeûne, car l'insuline fait que le sel est retenu dans le corps. Cependant, une fois que vous avez éliminé cet excès d'insuline, peut-être quelques semaines après avoir commencé un calendrier de jeûne, vous pouvez soudainement ressentir ces effets secondaires de faible taux de sodium. Par exemple, les femmes atteintes de diabète de type 2 peuvent ne pas tolérer le sel lorsqu'elles commencent le jeûne, mais constatent qu'elles en ont besoin plus tard.

Recommandé : Prenez une pincée de sel toutes les deux à trois heures par jour les jours de jeûne. (Voir également la section sur la déshydratation.)

CONSEIL D'EXPERT

Il est préférable de compléter avec du sodium tout au long de la journée plutôt que d'attendre de ne pas vous sentir bien pour le faire. Prenez une pincée de sel le matin, ajoutez du sel à votre café et/ou buvez une tasse de bouillon d'os à l'heure du déjeuner. De nombreux thés et tous les cafés sont diurétiques, ils augmentent donc la production d'urine. Assurez-vous de boire un verre d'eau pour chaque tasse de thé ou de café, et ajoutez ce sel ! N'oubliez pas que le sel réduit également l'amertume du café !

Résolution des problèmes de fatigue causée par l'hypothyroïdie et la résistance à l'insuline

La fatigue causée par l'hypothyroïdie et la résistance à l'insuline n'est pas liée au jeûne, mais aux maladies elles-mêmes. Bien que vous puissiez ressentir de la fatigue en raison de la RI ou de votre thyroïde, des femmes constatent que, à mesure qu'elles progressent dans leur parcours de guérison, ce type de fatigue disparaît. Ce type de fatigue n'est pas quelque chose que nous pouvons résoudre, sauf en continuant notre parcours de jeûne et de guérison.

Un effet secondaire potentiel du jeûne si vous avez des problèmes de thyroïde est que vous devrez peut-être ajuster votre médication à mesure que vous passez de l'hypothyroïdie à l'hyperthyroïdie. Cela se produit parce que vous guérissez et diminuez l'inflammation cellulaire et abaissez les niveaux d'insuline. L'hormone thyroïdienne peut alors pénétrer dans les cellules, ce qu'elle n'a pas pu faire auparavant en raison de l'inflammation. Selon la quantité de médication thyroïdienne que vous utilisez, vous devrez peut-être ajuster ou cesser votre médication, et cela doit être fait avec votre fournisseur de soins de santé.

La thyroïdite de Hashimoto, qui est un trouble auto-immun, détruit la glande thyroïde. Si votre thyroïde a été complètement détruite, vous devrez toujours prendre des médicaments thyroïdiens. Si votre glande thyroïde n'a pas été trop endommagée, vous pourrez peut-être réduire considérablement votre médication.

Si vous avez des problèmes avec votre thyroïde et votre médication, je vous recommande d'arrêter de jeûner jusqu'à ce que votre thyroïde se stabilise et que vos analyses de sang soient effectuées, puis de reprendre le jeûne lorsque votre médication est correctement ajustée.

Gout

La goutte est une maladie métabolique causée par des niveaux élevés d'acide urique qui provoquent une inflammation douloureuse des articulations. Si vous avez des antécédents de goutte, elle peut s'aggraver lorsque vous commencez à jeûner. À mesure que vos niveaux d'insuline baissent et que les reins signalent la libération d'un excès d'eau, vos niveaux de sodium peuvent chuter, ce qui peut entraîner la goutte.

Je ne recommanderais jamais à quelqu'un ayant des antécédents de goutte de commencer un jeûne prolongé. Pour quelqu'un dont les niveaux d'acide urique sont élevés et qui a des antécédents de goutte, je recommanderais de commencer le jeûne très lentement. Pour atténuer autant que possible les effets de la goutte, n'hésitez pas à prendre des compléments alimentaires et consultez votre médecin si les symptômes s'intensifient.

Recommandé : Assurez-vous de consommer suffisamment de sel pendant le jeûne. Je recommande également d'ajouter du jus de citron vert à votre eau, jusqu'à 3 cuillères à soupe tout au long de la journée. Le jus de citron vert (pas le jus de citron) dissout l'acide urique associé à la goutte. L'extrait de racine de cerise, qui ne rompt pas le jeûne, est une autre excellente façon de réduire les symptômes de la goutte. Suivez la posologie recommandée sur l'emballage.

Perte de cheveux

Lorsque la composition corporelle change, certaines personnes souffrent d'une perte de cheveux sur le cuir chevelu. Cet effet secondaire est courant pendant le jeûne, et il est dû non seulement au changement rapide de la composition corporelle, mais aussi aux fluctuations hormonales pendant la perte de poids. Notez que cette perte de cheveux n'est pas la même que l'alopécie, qui est une condition génétique provoquant la perte de cheveux, ou la perte de cheveux liée à la thyroïde, bien que le symptôme soit le même. Si vous constatez une perte de cheveux, consultez votre médecin.

Une fois que la composition corporelle se stabilise, la perte de cheveux s'arrête, dans tous les groupes d'âge et les sexes. Par exemple, une fois que votre corps s'est habitué à perdre 400 grammes par semaine au lieu, disons, de 2 kilogrammes par semaine au début de votre parcours de jeûne, la perte de cheveux s'arrête. La croissance normale des cheveux reprend alors.

Recommandé : Soyez patiente et attendez que la perte de cheveux cesse. Comme pour la plupart des effets secondaires du jeûne, la perte de cheveux diminue généralement dans un délai de quatre à six semaines. Pour les femmes qui trouvent difficile d'attendre que la perte de cheveux s'arrête, ou si elle ne diminue pas, je recommande d'ajouter 30 grammes de protéines à vos repas les jours où vous mangez. Les protéines supplémentaires ralentissent la perte de poids, mais elles stoppent également complètement la perte de cheveux pour la plupart des personnes. Vous pouvez aussi jeûner moins longtemps, faire un jeûne de 24 heures au lieu de 36 heures, par exemple.

Insomnie

Beaucoup de femmes ont connu des troubles du sommeil, et l'un des avantages du jeûne intermittent est qu'il est associé à un meilleur sommeil à long terme. Cependant, à court terme, lorsque vous commencez à jeûner ou que vous prolongez la durée de vos jeûnes réguliers, l'insomnie, c'est-à-dire l'incapacité à obtenir suffisamment de sommeil ou un sommeil de qualité, malgré de nombreuses opportunités, est l'un des effets secondaires les plus courants. La meilleure chose à faire est d'être constante dans vos jeûnes et d'attendre que l'insomnie se résorbe.

Le jeûne peut déclencher une montée de cortisol et une augmentation de la noradrénaline, qui fournissent beaucoup d'énergie. Cette montée d'énergie est excellente pendant la journée, mais peut être très difficile au moment de dormir. Le jeûne augmente également votre taux métabolique et fait baisser vos niveaux d'insuline, ce qui est bénéfique. Cependant, des niveaux irréguliers d'insuline peuvent, pendant un certain temps, augmenter la production d'orexine, un neuropeptide qui peut accroître l'énergie et réduire le sommeil.

Recommandé : Soyez patiente, pratiquez une bonne hygiène du sommeil, choisissez une période moins chargée de travail pour jeûner et attendez que l'insomnie se résorbe, généralement jusqu'à deux semaines. Si l'insomnie est très difficile, prenez un bain chaud, ajoutez 2 tasses de sel d'Epsom et faites tremper pendant trente minutes environ une heure avant le coucher, ou prenez 400 milligrammes de magnésium trente minutes avant le coucher. Beaucoup de femmes combinent à la fois le bain et le complément de magnésium, soit en même temps, soit en les alternant, et constatent que cela calme leur système nerveux et les aide à dormir.

Haleine céto

L'haleine céto est une très mauvaise haleine. Personne ne voudra peut-être vous embrasser ou être près de vous, et vous pourriez être consciente de vous-même, mais cela signifie que vous brûlez les graisses de votre corps. C'est une excellente chose : cela signifie que le jeûne fonctionne ! Lorsqu'il n'y a pas suffisamment de glucose pour répondre aux besoins énergétiques du corps, vous utilisez principalement des acides gras appelés corps cétoniques. Des acides gras libres sont également libérés. L'un de ces corps cétoniques est l'acétone, que nous expirons, car elle ne sert à aucune fonction physiologique dans le corps. Le goût chimique associé à l'haleine céto est cette acétone, et elle est souvent accompagnée d'un film blanc sur la langue.

Dans de rares cas, l'haleine céto peut durer longtemps, mais pour la plupart des gens, elle disparaît dans un délai d'un mois ou deux à mesure que la perte de poids commence à ralentir.

Recommandé : Maintenez une bonne hygiène bucco-dentaire en vous brossant, y compris la langue, et en utilisant régulièrement la soie dentaire, et buvez plus d'eau. Si vous vous inquiétez de l'haleine céto persistante, consultez cependant un professionnel de la santé.

Crampes musculaires

Les crampes musculaires sont généralement inoffensives, mais elles peuvent être douloureuses. Lors du jeûne, vous pouvez parfois ressentir des spasmes ou des douleurs aiguës dans les jambes ou les articulations, ou une sensation de douleur générale. Ces crampes et douleurs sont souvent un effet secondaire d'un faible taux de magnésium causé par la déshydratation. Lorsque nous jeûnons, nos niveaux d'insuline baissent et nous commençons à excréter rapidement l'excès d'eau. Lorsque nous éliminons cette eau, nous perdons du sodium. Lorsque nos niveaux de sodium deviennent trop bas, notre corps élimine du magnésium, ce qui provoque les crampes musculaires.

Résolution des crampes musculaires causées par un faible taux de magnésium

La recommandation numéro un est de prendre un bain chaud avec du sel d'Epsom ; le magnésium dans le sel est absorbé par votre peau. Si vous ne voulez pas suivre cette voie, je recommande d'acheter de l'huile ou du gel de magnésium à appliquer sur vos pieds environ trente minutes avant une douche, ou même de le laisser agir toute la nuit. Vous n'avez pas besoin de le rincer, mais il peut laisser un résidu blanc sur votre peau.

Vous pouvez fabriquer votre propre huile de magnésium à la maison. Utilisez des proportions égales de sel d'Epsom et d'eau distillée. Dissolvez le sel d'Epsom dans de l'eau distillée bouillante. Elle sera plus liquide que l'huile de magnésium achetée en magasin, mais elle fonctionne bien et est moins chère.

Certaines femmes préfèrent prendre des compléments alimentaires de magnésium par voie orale. Parlez toujours à votre professionnel de la santé avant de commencer à prendre des compléments. Certaines femmes ne peuvent pas prendre de magnésium par voie orale du tout ; d'autres ont besoin de 2 000 milligrammes par jour. Je prends 1 200 milligrammes pour me sentir optimale. Si vous prenez un médicament thyroïdien, le magnésium peut bloquer l'absorption. Attendez au moins quatre heures après avoir pris votre médicament thyroïdien avant de consommer du magnésium.

Lorsque nous consommons du magnésium, il n'est pas toujours facilement absorbé. Bien que l'oxyde de magnésium soit peu coûteux et largement disponible, je ne recommande pas ce type, car il est très mal absorbé. Il entre dans votre bouche et sort dans vos selles. Le citrate de magnésium est plus biodisponible (plus facilement absorbé par le corps), et il pourrait être une bonne solution si vous souffrez également de constipation. Sinon, le citrate de magnésium peut provoquer une diarrhée, alors utilisez plutôt le bisglycinate de magnésium.

Recommandé : Pour un soulagement rapide, je recommande de prendre un bain chaud, d'ajouter 2 tasses de sel d'Epsom et de tremper pendant au moins vingt minutes. Certaines femmes préfèrent un bain de pieds. Remplissez un seau d'eau chaude, ajoutez 1 tasse de sel d'Epsom et faites tremper vos pieds pendant vingt à trente minutes. Faites cela tous les jours jusqu'à ce que vous ressentiez un soulagement des crampes, puis trois à quatre fois par semaine ensuite pour l'entretien.

Reflux acide

Un des avantages du jeûne est qu'il peut éliminer le reflux acide, également couramment appelé brûlures d'estomac, à long terme. Cependant, si vous avez déjà eu des problèmes de reflux acide, cela peut réapparaître avant de s'améliorer lorsque vous commencez à jeûner. Dans une digestion normale, un muscle à une extrémité de l'œsophage s'ouvre pour laisser entrer la nourriture dans l'estomac, puis se referme pour empêcher la nourriture et les sucs gastriques de remonter. Mais avec le reflux acide, ce muscle s'affaiblit et les sucs acides provoquent une sensation de brûlure dans la poitrine.

Les chercheurs ne sont pas certains pourquoi les personnes qui font l'expérience de reflux ont parfois des symptômes plus graves lorsqu'elles jeûnent ; cela pourrait être dû à l'obésité, à une mauvaise flore intestinale et/ou à des problèmes de santé tels que des dysfonctionnements rénaux ou hépatiques. Veuillez consulter votre médecin et continuez à prendre vos médicaments contre le reflux lorsque vous jeûnez. La plupart des effets secondaires diminuent dans un délai de quatre à six semaines avec un jeûne régulier et en utilisant les outils recommandés ci-dessous.

Recommandé : Mélangez du jus de citron fraîchement pressé dans un verre de 200 ml plusieurs fois par jour, jusqu'à 3 cuillères à soupe au total chaque jour. Ou faites de même avec jusqu'à 6 cuillères à soupe de vinaigre de cidre de pomme brut (ou vous pouvez boire le vinaigre de cidre de pomme pur). Si vous n'aimez pas le goût, ajoutez une pincée de sel. Vous pouvez également consommer le jus de citron et le vinaigre de cidre de pomme ensemble si vous préférez le mélange de saveurs. Évitez le bouillon d'os et le jus de cornichon, si possible.

Questions fréquemment posées : Conseils et astuces pour réussir le jeûne

Les questions sur la façon de gérer les effets secondaires sont les principales préoccupations de nombreuses femmes lorsqu'elles jeûnent, mais je reçois également beaucoup d'autres questions, notamment sur les meilleurs aliments à manger pour rompre le jeûne, s'il est sûr de jeûner tout en prenant des médicaments, comment jeûner pendant des périodes stressantes, etc. Ici, je partage les réponses à ces questions, ainsi que d'autres conseils de dépannage que j'ai appris au fil du temps avec des milliers de femmes.

Je prends un médicament thyroïdien. Puis-je jeûner ?

Beaucoup de femmes ne réalisent pas que la glande thyroïde contrôle l'efficacité du tractus gastro-intestinal, et une thyroïde trop active ou insuffisamment active peut créer des difficultés pendant le jeûne : la diarrhée ou les selles molles peuvent être un signe d'hyperthyroïdie (et de la maladie de Graves), et la constipation chronique est un signe d'hypothyroïdie (et de la maladie de Hashimoto).

Si vous avez la maladie de Hashimoto, le trouble auto-immun qui peut provoquer à la fois une thyroïde trop active et insuffisamment active, consultez votre médecin avant de commencer un jeûne. Les femmes atteintes de Hashimoto ont souvent le plus de problèmes avec le jeûne, surtout si elles ont une carence en sélénium. Parce que le sélénium joue un rôle clé dans le métabolisme, j'encourage ces femmes à parler à leur médecin de la prise de 200 milligrammes de sélénium. Il peut être pris à jeun à n'importe quel moment de la journée et doit être pris régulièrement pour s'accumuler dans le système et aider à soutenir le tractus gastro-intestinal, ce qui réduit les effets secondaires du jeûne.

Un signe que toute femme devient hyperthyroïdienne et peut avoir besoin de réduire son médicament thyroïdien est une diarrhée persistante qui ne se résout pas dans les deux à quatre semaines. Si cela vous arrive, je vous recommande de consulter un médecin ou un endocrinologue pour faire des analyses de sang et voir si vous devez ajuster votre médication thyroïdienne. Je ne recommande pas d'ajuster la médication thyroïdienne sans être vu par un professionnel de la santé.

Je prends des compléments nutritionnels et des médicaments qui doivent être pris avec de la nourriture. Dois-je continuer à les prendre pendant le jeûne ? Et comment faire cela si je ne mange pas ?

Travaillez toujours avec votre médecin et ne cessez jamais de prendre des médicaments sans leur avis. Votre médecin peut vouloir que vous preniez certains médicaments et compléments tous les jours, que vous jeûniez ou non, et certains d'entre eux doivent être pris avec de la nourriture. Si c'est le cas, j'ai deux stratégies pour vous :

1. Mélangez 1 cuillère à soupe de graines de chia ou de téguments de psyllium dans un verre de 200 ou 400 ml d'eau et laissez le mélange reposer pendant environ trente minutes. Vous pouvez boire cette boisson gélatineuse pour prendre vos compléments et médicaments tout en préservant l'intégrité de votre jeûne. Cette boisson ne provoque pas de pic d'insuline, donc votre corps continue de bénéficier du jeûne et vous pouvez continuer à prendre vos médicaments ou compléments.
2. Mangez une tasse de légumes-feuilles, comme de la laitue romaine, puis prenez vos compléments ou médicaments. Bien que la consommation de ces légumes signifie que vous ne faites pas un jeûne « parfaitement propre », vous ne faites monter vos niveaux d'insuline que très brièvement. C'est une bien meilleure approche que de sauter vos médicaments.

Notez que la vitamine C peut être prise sans problème pendant une journée de jeûne et ne causera pas de problèmes de tractus digestif pour la plupart des femmes. Les vitamines liposolubles sont difficiles à absorber lorsque vous ne mangez pas, cependant, et certains compléments, tels que le zinc, sont très agressifs pour l'estomac si vous ne les prenez pas avec de la nourriture. Soyez attentif à ce dont votre corps a besoin et à ce que votre médecin conseille. Il est plus important d'être constant dans votre jeûne que de tomber malade et d'avoir mal en prenant des compléments à jeun. Élaborez une stratégie avec votre médecin.

Le jeûne va-t-il me rendre malnutrie ?

Peu probable. La plupart des femmes nord-américaines sont suralimentées, nous avons une énorme quantité de carburant en excès dans nos corps, mais beaucoup d'entre nous manquent de nutriments essentiels. Le problème n'est pas le jeûne ; le problème est que beaucoup d'aliments qui nous font prendre du poids ont une valeur nutritionnelle très faible. Si vous êtes constant dans votre protocole de jeûne, mais que vous ne perdez pas de poids ou ne progressez pas dans la résolution de vos problèmes métaboliques, je vous recommande de faire un test de micronutriments. Le test vous aidera à voir quels nutriments vous manquez, et ensuite vous pourrez soit prendre des compléments, soit manger des aliments complets pour les équilibrer. Disons, par exemple, que vous êtes déficient en sélénium, alors vous pourriez manger quelques noix du Brésil à chaque repas, ou vous pourriez prendre un comprimé de 200 milligrammes de sélénium par jour avec les noix du Brésil, pour revenir à un niveau optimal.

J'ai besoin de résultats rapides. Est-ce qu'un jeûne de cinq jours fera l'affaire ?

Non. Maintenir la cohérence et considérer votre parcours de jeûne comme un changement à long terme de votre alimentation vous apportera des résultats durables. Le jeûne n'est pas une question de « Si une journée est bonne pour vous, alors cinq jours doivent être meilleurs. » Les personnes qui essaient cette approche échouent, se consolent avec de la nourriture et finissent par être plus lourdes avec des taux de sucre dans le sang plus élevés que jamais. Lorsque nous nous écrasons après avoir essayé de jeûner trop et trop vite, nous retournons à nos aliments préférés et nous exposons à des problèmes de santé. Si vous souhaitez faire un jeûne plus long, je vous recommande de progresser progressivement avec des jeûnes plus courts d'abord et de travailler avec un expert. Vous atteindrez vos objectifs de guérison plus rapidement de cette manière.

Veuillez vous rappeler que plusieurs jeûnes de cinq jours ne sont pas un protocole de base pour quiconque. Ces jeûnes plus longs peuvent vous faire échouer - et ne plus jamais jeûner par la suite. Utilisez des jeûnes prolongés une à quatre fois par an au maximum pour un « nettoyage en profondeur », et suivez un calendrier régulier de deux à trois jeûnes par semaine le reste du temps.

Je débute dans le jeûne. Que devrais-je manger lorsque je romps mon jeûne ?

Mon principal conseil est d'aller lentement. Commencez par mélanger 1 cuillère à soupe de graines de chia ou de téguments de psyllium dans un verre d'eau et laissez le mélange reposer pendant environ trente minutes. Consommez-le une demi-heure avant de rompre votre jeûne afin qu'il puisse absorber l'excès d'eau dans votre intestin et aider votre tractus digestif lorsque vous réintroduisez de la nourriture.

Ensuite, réveillez doucement votre tractus digestif avec une salade de tomates et de concombres avec un peu d'huile d'olive et de persil. Le persil augmente le volume des selles, et la tomate et le concombre sont faciles à digérer.

Suivez votre salade avec des légumes cuits et de la volaille, y compris la peau du poulet, qui n'est pas trop grasse malgré ce que l'on peut vous dire. N'oubliez pas, les graisses naturelles sont bonnes ! Le poisson cuit dans la graisse est une autre excellente option, tout comme les légumes-feuilles cuits dans des huiles (pas crus) pour les végétariens et les végétaliens. Une demi-avocat a une bonne quantité de fibres qui peuvent augmenter le volume des selles, et c'est très rassasiant et peu susceptible de causer des problèmes dans l'intestin. Si vous avez régulièrement des problèmes de digestion, je suggère 2 cuillères à soupe de graines de chia ou de téguments de psyllium dans de l'eau pour commencer. Ou utilisez un yaourt entier ou du kéfir de noix de coco à la place de l'eau.

J'ai essayé quelques jeûnes et j'ai toujours des envies en milieu d'après-midi. Y a-t-il un moyen de les arrêter ?

J'ai entendu des dizaines de milliers de fois que le moment problématique pour beaucoup de femmes est l'après-midi, vers 16 heures. Cela est dû au stress intense de jongler avec de nombreuses demandes tôt dans la journée, ce qui entraîne une production continue de cortisol par nos glandes surrénales. Plus nos niveaux de cortisol augmentent, plus nos glandes surrénales se fatiguent et plus nous avons envie de sucre. Pour la plupart des femmes, ce pic survient vers 16 heures. Le sucre stimule la libération de cortisol, qui nous donne l'énergie nécessaire pour faire face à notre stress.

Si vous prenez du sel toutes les deux à quatre heures à partir du matin, vous offrez une grande aide à vos glandes surrénales tout en essayant de faire partir les enfants à l'école, de gérer votre boîte de réception électronique, ou de jongler avec des réunions et des demandes de travail urgentes - ou tout cela à la fois ! Le sodium est le principal soutien vital de vos glandes surrénales, réduisant la quantité de cortisol libérée en réponse au stress. La quantité de sel à prendre dépend de votre niveau de résistance à l'insuline.

Si vous avez une résistance à l'insuline élevée, votre corps retient le sodium et vous pourriez ne pas avoir besoin de prendre beaucoup de sel. Mais six semaines après le début de votre parcours de jeûne, vos niveaux d'insuline peuvent avoir tellement diminué que vous ne retenez plus de sodium dans votre corps et le jeûne devient impossible. Lorsque vous ressentez de la fatigue, des maux de tête et des envies vers 16 heures, prenez un peu de sodium toutes les quatre heures. Augmentez la fréquence à toutes les deux heures au fur et à mesure de votre parcours de jeûne.

Je perds du poids en jeûnant, mais ça ne fonctionne plus. Que fais-je de mal ?

Vous avez atteint un plateau, et c'est tout à fait normal. Que vous ne perdiez plus de poids, que vous ayez subitement une faim dévorante pendant le jeûne, ou que vous ayez des effets secondaires accrus, tout le monde stagne à un moment donné de son parcours de jeûne. Pour surmonter cette étape, essayez une ou plusieurs de ces stratégies.

1. Changez le protocole de jeûne que vous utilisez. Si vous faisiez un jeûne de 16/8 ou de 18/6, essayez un jeûne plus long ou trois jeûnes par semaine. Si vous faisiez trois jeûnes de 42 heures par semaine, essayez deux jeûnes de 48 heures par semaine pour passer plus de temps dans un état de combustion des graisses plus profond. Si vous avez atteint un plateau avec un jeûne plus long, essayez de manger davantage ou faites trois jeûnes de 24 heures par semaine à la place.
2. Considérez vos jeûnes comme s'il s'agissait de traitements thérapeutiques. Ils le sont. Plus vous êtes cohérente, meilleurs seront les résultats.
3. Assurez-vous de compléter avec du sel et du magnésium. Maintenir l'équilibre de vos électrolytes maintiendra votre métabolisme en parfait état de fonctionnement.
4. Ne grignotez jamais. Manger déclenche l'insuline et vous fait passer de la combustion des graisses au stockage des graisses. Rappelez-vous que lorsque vous jeûnez, vous guérissez.
5. Essayez de nouvelles stratégies alimentaires. La façon dont vous mangez peut changer votre relation avec la nourriture et vous aider à reconnaître plus facilement quand vous êtes rassasiée.

Le jeûne intermittent va-t-il perturber mon cycle menstruel ou me rendre stérile ?

Non. Le jeûne est plus susceptible de réguler votre cycle et de réduire considérablement les symptômes du syndrome prémenstruel ! Comme beaucoup de femmes avec lesquelles j'ai travaillé, j'avais peur de jeûner au début, me demandant comment cela affecterait ma fertilité. Mais j'ai réalisé que ce n'est que récemment que nous avons pu aller au réfrigérateur et sortir une douzaine d'œufs ou aller au placard et attraper une boîte de céréales. Pendant des siècles, nous devions chasser et cueillir, et cela signifiait des périodes de pénurie, ce qui équivaut à un jeûne intermittent imposé. Les femmes n'avaient évidemment aucun problème à se reproduire, sinon je ne serais pas là et vous non plus.

Au cours des deux premiers mois de jeûne, la plupart des femmes signalent des retards dans leurs cycles menstruels. Et beaucoup ont toujours des crampes, des ballonnements, des envies et de l'irritabilité comme elles en ont toujours eu. La bonne nouvelle est que ces symptômes ne s'aggravent pas avant de s'améliorer, malgré tous les changements hormonaux qui se produisent. Ne jeûnez pas lorsque votre corps ou votre vie ne coopère pas. Faites de votre mieux pour jeûner en gras ou adoptez une approche pauvre en glucides et riche en graisses saines pendant les premiers mois.

Vers les mois trois et quatre, la plupart des effets secondaires physiques et émotionnels du syndrome prémenstruel commencent à diminuer considérablement. La régulation du timing menstruel commence, que vous ayez eu des règles extrêmement irrégulières ou légèrement irrégulières par le passé. Même les femmes qui n'avaient pas eu de règles depuis près de deux ans commencent à avoir des cycles normaux au cours des six premiers mois de jeûne, c'est incroyable ! Les femmes rapportent que leur appétit est toujours fort, mais les envies de glucides transformés malsains ont considérablement diminué. Je recommande toujours le jeûne en gras pendant cette période.

La magie semble opérer vers le sixième mois. Les effets secondaires du syndrome prémenstruel sont un souvenir lointain, et vous vous sentez en contrôle de votre alimentation. C'est à ce moment-là que je suggère aux femmes de commencer activement à jeûner pendant leurs règles. Elles commencent à constater une perte de poids pendant leurs règles plutôt qu'un gain de poids ! Et pour ajouter à toutes les bonnes choses, les femmes rapportent souvent que les jours un à sept de leur cycle sont les jours les plus faciles pour jeûner chaque mois.

Comment gérer l'exercice pendant le jeûne ?

Beaucoup de femmes s'inquiètent de savoir comment équilibrer l'exercice avec le jeûne pour ne pas se sentir épuisées ou vidées. Lorsqu'elles ont faim après un entraînement, elles pensent qu'elles ont besoin de glucose ou de protéines. En réalité, nous devons reconstituer nos niveaux de sodium. Pendant un entraînement, nous perdons environ une demi-cuillère à café de sel par la sueur toutes les demi-heures. Une façon de reconstituer le sodium est de bien s'hydrater avant de faire de l'exercice. Je recommande de mélanger une demi-cuillère à café de sel dans un litre d'eau. En buvant de l'eau légèrement salée quatre-vingt-dix minutes avant l'entraînement, vous donnez à votre corps le temps de l'absorber, de l'optimiser pour l'exercice et d'avoir le temps d'utiliser les toilettes. Vous êtes prête à vous entraîner même si c'est un jour de jeûne, et cela semble facile et amusant !

Le jeûne est une manière simple de changer votre relation avec la nourriture et de guérir votre corps. Les questions auxquelles j'ai répondu dans ce chapitre sont celles que j'entends le plus fréquemment, mais d'autres questions peuvent survenir. Si vous rencontrez des effets secondaires ou avez besoin d'aide pour résoudre des problèmes, et que votre question n'est pas traitée ici, veuillez visiter ma plateforme en ligne pour trouver des réponses plus spécifiques. Je vous invite également à rejoindre mon groupe Facebook, où les femmes se connectent pour discuter de leurs propres parcours de jeûne uniques.

Dans le prochain chapitre, nous examinerons des stratégies pour incorporer le jeûne dans votre vie à mesure que vous progressez dans votre parcours. À présent, vous jeûnez depuis un certain temps et vous avez trouvé des solutions aux obstacles qui se sont présentés, et vous savez me chercher en ligne pour vous aider en cas de difficultés. La prochaine partie du livre partage tout ce que j'ai appris pour faire du jeûne au quotidien quelque chose que vous gérez facilement et avec succès.

Points à retenir du chapitre 11 :

• De nombreux effets secondaires du jeûne sont causés par le déséquilibre de nos électrolytes. La supplémentation en sodium et en magnésium nous empêche de perdre d'autres électrolytes essentiels, ce qui permet à notre corps de fonctionner efficacement.

• Le fait de s'informer auprès d'autres femmes, en ligne et en personne, et de se soutenir les unes les autres dans leur parcours de jeûne nous aide toutes à surmonter les effets secondaires ou les problèmes que nous pouvons rencontrer.

CHAPITRE 12 : **Conseils et astuces pour établir une relation saine avec la nourriture**

Nous avons parlé tout au long du livre de considérer le jeûne comme une guérison. Dans ce chapitre, je veux que vous commenciez à réfléchir plus profondément à l'idée que les jours de repas sont des jours de reconstruction. Les types d'aliments que nous consommons et la manière dont nous les consommons influent sur notre parcours de guérison. Par exemple, les avocats provoquent des réponses hormonales différentes des céréales sucrées, comme nous le savons. Gardez cet avocat à l'esprit, ainsi que la réponse hormonale qu'il provoque, pendant que nous explorons les différents rôles que la nourriture joue dans nos vies. Nous pensons souvent à la nourriture comme à notre meilleur ami : elle nous réconforte, est là pour nous. Mais maintenant, je veux que vous considériez la nourriture comme du carburant : pour votre parcours vers la santé.

Dans ce chapitre, deux sujets principaux sont abordés. Le premier concerne l'art physique de la façon de manger, qui consiste à comprendre quand vous êtes rassasiée et quand vous ne l'êtes pas. Cela signifie apprendre à interpréter vos sensations corporelles, vos hormones et les messages envoyés. La deuxième partie concerne ce qu'il faut manger. Beaucoup de gens viennent au jeûne en pensant que ce qu'il faut manger est le plus important, mais de mon point de vue, la partie la plus importante concerne comment manger.

Comment manger : trois façons de limiter le grignotage et la suralimentation pour maintenir un faible niveau d'insuline

Lorsque je travaille avec des femmes sur la consommation alimentaire et les choix alimentaires, elles s'attendent à beaucoup de recettes. Elles pensent en termes de ce qu'il faut manger. Je préfère commencer par la façon de manger. Je commence généralement par leur demander ce qu'elles ressentent après avoir fini un repas. Prenez un moment pour vous poser ces questions et noter vos réponses :

• Vous arrive-t-il de vous sentir rassasiée ?

....
....

• À quoi ressemble le sentiment d'être rassasiée ?

....
....

Si vous êtes comme beaucoup de femmes, vous avez répondu non ou je ne sais pas. Beaucoup de gens ne se sentent jamais rassasiés ou ne connaissent pas la sensation de satiété. Et c'est une grande raison de la suralimentation.

La leptine est notre principale hormone de satiété. Lorsque nous sommes rassasiées, nos cellules graisseuses libèrent de la leptine, qui circule dans le sang jusqu'à notre cerveau où se trouvent nos récepteurs de leptine. Le cerveau envoie alors le message d'arrêter de manger et de commencer à brûler des graisses. Mais beaucoup de personnes ne savent pas ce que cela fait de se sentir rassasiées parce que la leptine n'atteint jamais leurs récepteurs de leptine. Pourquoi ? Parce que l'insuline et l'inflammation s'y opposent. Lorsque le corps contient beaucoup de leptine, mais que le cerveau ne reçoit pas le signal, il y a une résistance à la leptine.

Le stress chronique peut conduire à l'inflammation. Pour beaucoup de personnes, un régime riche en céréales et en produits laitiers provoque beaucoup d'inflammation. Et toute cette inflammation empêche la leptine de se lier à ses récepteurs. Cela empêche une signalisation hormonale appropriée pour indiquer quand nous avons assez mangé. Le résultat ? Il est impossible de se sentir jamais rassasiée.

Alors, nous mangeons plus.

Et encore plus.

Et le cycle de l'inflammation continue.

Il y a aussi une autre raison pour laquelle beaucoup de femmes ne savent pas ce que ressent la satiété, et c'est psychologique. Beaucoup d'entre nous ont commencé à faire des régimes au collège, et beaucoup d'entre nous ont suivi au moins un régime de restriction calorique, et souvent des dizaines, voire des centaines. Nous avons mangé des aliments de régime spéciaux, nous avons compté les points ou les calories, mais nous ne nous sommes jamais concentrées sur le fait de savoir si nous nous sentions rassasiées ou non. La plupart des régimes de restriction calorique ne recommandent pas de manger des aliments rassasiants ; ils se concentrent sur des aliments peu caloriques, qui stimulent également la production d'insuline. Pour beaucoup de femmes, l'idée de la satiété a été associée au modèle de privation des régimes — se sentir rassasiée est considéré comme une mauvaise chose.

Nous avons toute une population de femmes terrifiées à l'idée de prendre du poids, et elles associent le fait de se sentir rassasiées à une prise de poids. Quatre-vingt-quinze pour cent des femmes qui entrent dans mon programme ne savent pas si elles sont rassasiées ou non, si elles ont besoin de manger plus ou non.

Apprenez à reconnaître la satiété : La stratégie des quatre-vingt-dix minutes

Je veux que vous imaginiez manger un avocat : sentir sa chair fraîche et crémeuse dans votre bouche, savourer sa saveur terreuse, légèrement noisette ou beurrée. Comment vous sentez-vous ? Remarquez le goût dans votre esprit. Les avocats suppriment l'insuline et ne provoquent pas d'inflammation, ce qui signifie que la leptine atteint ses récepteurs et que vous vous sentez rassasiée. Pensez à votre réponse hormonale et à ce sentiment de satiété pendant que vous continuez à lire.

Lorsque les personnes viennent me voir sans savoir comment déterminer si elles se sentent rassasiées, j'introduis la stratégie des quatre-vingt-dix minutes. Pour beaucoup de gens, cette approche simple de l'alimentation transforme leur relation avec la nourriture après des années de régimes et de misère. Je demande aux gens de considérer chaque repas comme ayant trois tranches de trente minutes.

Dans les trente premières minutes, mangez votre repas. Pendant les trente minutes suivantes, donnez à votre corps le temps nécessaire pour digérer et à vos hormones le temps d'envoyer le message de la satiété. Ne mangez ni ne buvez rien de plus pendant ces trente minutes. Cette pause garantit que vous ne vous sentez pas trop rassasiée à cause d'une suralimentation. Vous pouvez rester à table et socialiser pendant ce temps ou reprendre un travail léger, bien que vous évitiez de faire quelque chose de trop physique, car vous voulez être attentif à votre corps.

Dans les trente dernières minutes, pensez à ce sentiment de satiété que procure la dégustation d'un avocat. Est-ce que c'est ainsi que vous vous sentez ? Si oui, vous avez pris un repas bien adapté à vous, et vous avez eu suffisamment de graisses et de glucides. Parfait. Si vous avez encore faim, demandez-vous : « De quoi ai-je envie ? » Graisse, douceur, glucides ? Une fois que vous avez déterminé ce dont vous avez envie, mangez-en davantage. Des femmes sont tellement surprises lorsque je dis cela, mais il est crucial que vous complétiez votre alimentation et vous vous sentiez vraiment rassasiée pendant cette dernière période de trente minutes.

Cette stratégie aide de nombreuses femmes à apprendre quand elles sont rassasiées, et c'est un outil que je recommande de revenir régulièrement tout au long de votre parcours de jeûne à mesure que votre relation avec la nourriture évolue.

Les envies et les plateaux sont un signe que vous devez réévaluer si vous avez besoin de plus de matières grasses pour soutenir votre activité physique accrue ou plus de protéines pour soutenir votre corps. Une carence en protéines vous donne envie de sucreries, par exemple. La clé n'est pas de se concentrer sur le type spécifique de protéines, mais sur la quantité.

Tout au long de votre parcours de guérison, vous vivrez ces changements, et c'est là que la stratégie des quatre-vingt-dix minutes est utile. Revenez à une alimentation consciente et concevez votre repas idéal. Ce que vous faites dans ce processus, c'est apprendre combien et quels types d'aliments votre corps a besoin pendant le premier repas — ces trente premières minutes — de sorte qu'à la fin, vous n'ayez plus besoin de manger dans cette troisième période de trente minutes. Réévaluez sans cesse. Je vous encourage à revenir régulièrement à cette stratégie. C'est un moyen éprouvé de vous aider à connaître votre corps, et votre nouveau corps, à mesure que vous progressez dans votre parcours métabolique.

ASTUCE D'EXPERT

Assurez-vous d'utiliser correctement la stratégie des quatre-vingt-dix minutes. Arrêtez de manger après les trente premières minutes, que vous ayez fini tout le repas sur votre assiette ou non. Attendez ensuite trente minutes complets avant d'évaluer si vous avez encore faim. Il faut au moins vingt minutes pour que la leptine atteigne les récepteurs de votre cerveau, il est donc crucial de prendre ce temps, d'être attentif et de vous apprendre à être rassasiée, où que vous soyez dans votre parcours de jeûne.

Enfin, n'utilisez pas automatiquement les trente dernières minutes pour consommer. L'idée est d'apprendre quoi manger dans cette première période et éventuellement de réduire le temps de repas à entre trente-cinq et quarante minutes au total. La pause après avoir mangé est pour que vous receviez cette réponse hormonale à la nourriture que vous avez mangée, pas pour manger davantage !

Exceptions à la stratégie des quatre-vingt-dix minutes

• Accordez-vous de la grâce lorsque vous vivez beaucoup de stress. Parfois, lors de journées stressantes, vous aurez plus faim, et la stratégie des quatre-vingt-dix minutes ne vous sera peut-être pas utile à ce moment-là. Essayez la stratégie des quatre-vingt-dix minutes le lendemain, ou quelques jours plus tard lorsque vous aurez une meilleure fenêtre.

• Un autre moment pour vous accorder de la grâce est pendant une période de vacances lorsque vous vous retrouvez en famille et entre amis. Il est important de profiter de la nourriture avec nos communautés. Réglez la minuterie de votre montre pour quatre-vingt-dix minutes, savourez la nourriture et la compagnie. Après les quatre-vingt-dix minutes, arrêtez de manger. De cette façon, vous évitez les conflits et les malaises sociaux, et vous soutenez votre parcours de santé et votre apprentissage de la satiété. Dans ma famille, par exemple, nous avons de la nourriture toute la journée à Noël : nous commençons à manger le matin, continuons toute la journée, puis avons un énorme dîner. Je pourrais apprécier les hors-d'œuvre de viande et de fromage pendant quatre-vingt-dix minutes le matin, puis arrêter de manger et attendre le repas de vacances. Ensuite, je fais la même chose au dîner : je mange de la dinde et des légumes pendant quatre-vingt-dix minutes, puis j'arrête.

Apprenez à manger dans des fenêtres de temps : Mini-jeûne

Si vous êtes comme moi et aimez grignoter, le mini-jeûne peut vous aider à réduire l'envie de grignoter tout au long de vos jours de repas. Le grignotage pendant des heures provoque la sécrétion d'insuline, ce qui conduit à la résistance à l'insuline, elle-même entraînant l'obésité et le diabète de type 2. Chaque fois que nous mangeons, même des aliments pauvres en glucides, nous produisons de l'insuline. Un peu ici et un peu là s'accumule en beaucoup d'insuline. Et notre objectif principal est de réduire la quantité d'insuline que nous sécrétons globalement, chaque jour. Supprimer le grignotage a été l'étape la plus cruciale pour optimiser ma perte de poids et maintenir ma santé. Rappelez-vous, on m'avait diagnostiqué un diabète de type 2 ; pour rester en bonne santé, je dois m'assurer que mon corps ne produit pas constamment de l'insuline.

Pour vous assurer de ne pas grignoter ou paître pendant vos jours de reconstruction, mangez deux à trois repas et jeûnez entre ces fenêtres de repas. Vous mangez le déjeuner, par exemple, de 13 h à 14 h, puis le dîner de 18 h à 19 h. Et si possible, gardez vos repas à environ trente-cinq minutes. Entre le déjeuner et le dîner, de 14 h à 18 h, vous faites un mini-jeûne. Dans un monde idéal, vous auriez un mini-jeûne de 4 heures, et pas plus de 6 heures, entre vos repas.

Apprenez à stimuler votre réponse parasympathique : Manger en pleine conscience

Beaucoup d'entre nous mangent en faisant autre chose, ce qui signifie que nous ne prêtons aucune attention à notre nourriture. Manger de manière distraite conduit à de mauvais choix alimentaires, à la suralimentation et à une mauvaise digestion. Simplement en faisant un peu plus attention lorsque nous mangeons peut faire une grande différence pour notre santé.

Nous ne pensons pas beaucoup à notre digestion, sauf si elle fonctionne mal et nous cause des douleurs. Notre digestion est contrôlée par le système nerveux autonome, un système en deux parties qui contrôle les actions involontaires du corps. La première partie est notre système nerveux sympathique (SNS) ; la deuxième est notre système nerveux parasympathique (SNP).

Nous connaissons bien notre SNS, car lorsque nous ressentons du stress — faire face à un lion ou un ours, par exemple, à l'époque préhistorique, ou faire face à une multitude de courriels urgents à l'époque moderne — notre réponse de lutte ou de fuite est activée. Notre corps passe en mode survie, se préparant à combattre et en coupant la digestion. Le corps active notre mode de stockage des graisses, car il n'est pas sûr de quand nous allons être nourris à nouveau. Lorsque notre attention est ailleurs — que ce soit sur un nouveau-né, une vidéo mignonne de chien, une nouvelle tragique ou une perte récente — et non sur notre nourriture, nous déclenchons notre système nerveux sympathique. Notre corps interprète cette distraction comme une réponse au stress, et nous n'absorbons pas les nutriments, ce qui entraîne des problèmes digestifs.

La plupart d'entre nous en savent beaucoup moins sur le système nerveux parasympathique, également appelé notre système de repos et de digestion. Après que le danger est passé ou en l'absence de stress ou de distraction, notre fréquence cardiaque ralentit, notre tension artérielle baisse et notre corps active notre métabolisme afin que nous puissions absorber les nutriments et commencer à guérir et à réparer nos cellules. Il n'y a qu'un seul scénario dans lequel nous pouvons être distraits et avoir une réponse parasympathique, et c'est lorsque nous interagissons avec un groupe de personnes (par exemple, autour d'une table en train de converser et de profiter d'un repas entre amis). Nous avons une réponse parasympathique, qui est relaxante et signifie que notre nourriture se digère correctement.

La clé pour stimuler le système nerveux parasympathique est d'être détendu et concentré sur ce que nous mangeons. Si vous vivez et mangez seul, je vous encourage à jouer de la belle musique en arrière-plan ou à manger dehors pour profiter des sons agréables du vent et des oiseaux, ce qui est relaxant pour notre système. Je vous encourage à vous asseoir et à vous concentrer sur votre repas, à manger dans un endroit spécifiquement désigné pour manger (pas à votre bureau) et à ranger votre téléphone, votre travail et toute autre distraction.

Les gens ont du mal à apprendre comment manger en pleine conscience. Mais c'est la même chose que d'apprendre à être attentif lors de la méditation. Vous apprenez à vous concentrer sur votre respiration lorsque vous méditez, et je suggère que vous comptiez vos mâchonnements pour vous aider à vous concentrer sur votre nourriture. Idéalement, vous devriez mastiquer dix-huit fois avant d'avaler. Cela peut être beaucoup pour les gens au début, alors essayez dix mâchonnements, puis augmentez jusqu'à dix-huit. Lorsque vous avez pratiqué cette approche, il devient plus facile de manger en pleine conscience et de déclencher une réponse parasympathique.

CONSEIL D'EXPERT

Manger en pleine conscience est la pratique la plus difficile à adopter pour les gens, mais lorsque je mets au défi des groupes d'essayer de manger en pleine conscience pendant deux semaines, ils sont stupéfaits par les résultats. Ils perdent plus de poids, ont de meilleurs mouvements intestinaux et ne se sentent plus ballonnés. Il y a un énorme changement qui peut faire ou défaire nos résultats de jeûne.

Pour commencer, concentrez-vous sur les textures, les combinaisons et les saveurs de votre nourriture. Comment le brocoli se marie-t-il avec le saumon, par exemple, et en quoi cela diffère-t-il lorsque vous mangez du brocoli seul ? Essayez l'une de ces suggestions pour guider votre voyage de manger en pleine conscience.

1. Concentrez-vous sur la nourriture que vous appréciez le plus dans ce repas.
2. Écoutez le son de vos couverts pendant que vous coupez votre nourriture. Quels autres bruits pouvez-vous entendre ?
3. Comment ce repas vous fait-il sentir ?

Je voulais que nous réfléchissions à la manière de manger avant de regarder quoi manger, car la façon dont nous mangeons est cruciale pour notre relation avec la nourriture. Il est beaucoup plus facile de choisir des aliments sains lorsque vous pensez à la reconstruction et lorsque vous comprenez vraiment quand vous êtes rassasié ou encore affamé. Maintenant, nous allons explorer quels aliments sont les meilleurs pour vous alors que vous nourrissez votre corps pour votre vie.

Que manger : Comment choisir la bonne alimentation pour vous

Au chapitre 4, nous avons examiné les principaux composants des aliments — les glucides, les protéines et les graisses naturelles — et leurs effets sur le corps. Et nous savons qu'en réduisant le nombre de glucides raffinés et en augmentant les graisses naturelles, nous diminuons la sécrétion d'insuline. En général, les gens commencent à comprendre que le sucre est vraiment le démon alimentaire et que beaucoup de nos problèmes de poids et de santé sont liés aux sucres transformés et raffinés que nous consommons. Historiquement, nous avons accusé les graisses de ce que le sucre faisait, mais nous commençons à comprendre cette erreur et à nous orienter vers des régimes basés sur des modes alimentaires plus ancestraux.

Jetons un coup d'œil à certains des régimes les plus populaires actuels, s'ils aident ou entravent notre capacité à réduire l'insuline, et comment déterminer quels aliments pourraient être les meilleurs pour vous.

Régime paléo

Sur ce régime populaire, les gens mangent de la viande, du poisson, des fruits de mer, n'importe quel légume — surtout les feuilles vertes — et certains fruits, ainsi que des noix et des graines. Certains incluent des produits laitiers pasteurisés, d'autres n'en incluent pas du tout. Le paléo est une approche libérale de l'alimentation à base d'aliments entiers d'un point de vue ancestral. Dans un régime pauvre en glucides libéral, comme le paléo, vous ne consommeriez pas plus de 100 grammes de glucides par jour (dans un régime modéré, ce serait 50 grammes de glucides par jour).

Tant l'Association américaine du diabète que l'Association américaine du cœur reconnaissent les régimes pauvres en glucides, tels que le paléo, comme des moyens sûrs de gérer les maladies cardiaques et le diabète. Ces régimes gagnent en popularité à mesure que les gens constatent des changements de santé lorsqu'ils réduisent les céréales et éliminent les sucres.

Régime cétogène

Avec un régime cétogène, qui est également devenu une façon très populaire de manger, les gens consomment principalement des graisses naturelles saines et une quantité modérée de protéines. Leur apport en glucides est très faible, car pratiquement tous les aliments riches en glucides sont réduits ou éliminés de l'alimentation. Environ 70 % des calories de ce régime proviennent des graisses naturelles, 20 % des protéines et 10 % des glucides. Un régime cétogène a moins d'environ 20 grammes de glucides par jour.

Les personnes qui suivent un régime cétogène sont constamment en état de cétose ; la graisse devient la principale source de carburant pour le corps, au lieu du glucose. C'est l'objectif. Lorsque le corps n'a pas de glucose à brûler comme carburant, il utilise des cétones et des acides gras.

Régime à base de plantes

Dans un régime à base de plantes, les personnes consomment des légumes, des noix, des graines, des légumineuses et des lentilles. Beaucoup pensent que manger à base de plantes et suivre un régime paléo sont incompatibles, mais ce n'est pas le cas. La clé est de trouver quels aliments fonctionnent pour vous. Certaines personnes consomment des quantités modérées de céréales sans gluten, telles que le millet, le sarrasin, l'amarante, le quinoa, le teff et le riz (noir, sauvage ou rouge). Vous pouvez essayer de manger de petites portions de légumineuses — comme les fèves de soja noires, les pois, les haricots verts et les lentilles — et si vous ne ressentez aucun symptôme de troubles gastriques (ballonnements ou douleurs abdominales), vous pouvez continuer à les consommer. Surtout, pour rester dans une approche pauvre en glucides, surveillez la taille de vos portions de légumes riches en amidon, de céréales sans gluten, de légumineuses et de lentilles. Limitez votre consommation de ces aliments à un quart de votre assiette. Utilisez des légumes riches en fibres non amidonnées, comme les feuilles vertes et les légumes qui poussent au-dessus du sol, pour compléter le reste. Enfin, n'hésitez pas à consommer des graisses ! D'excellentes sources de graisses à base de plantes sont les olives, les avocats, les noix de coco et leurs graisses.

Choisissez n'importe quelle variation d'un régime pauvre en glucides

N'importe quelle approche pauvre en glucides est généralement un bon choix pour vos jours de reconstruction, surtout pour ceux qui traitent des problèmes métaboliques, des problèmes auto-immuns, de l'inflammation ou de l'obésité. Au début de votre parcours de santé, vous devrez peut-être maintenir un apport très faible en glucides (régime cétogène) pour vous sentir optimal. À mesure que votre corps guérit de la résistance à l'insuline et que vous devenez plus actif, vous pouvez manger plus de glucides tout en restant principalement dans un état alimenté par les graisses. Cette capacité à s'adapter est connue sous le nom de flexibilité métabolique. Lorsque j'ai commencé le jeûne, je consommais 20 grammes de glucides au total lors de mes jours de reconstruction, mais maintenant je peux consommer 100 grammes de glucides par jour et rester principalement dans un état alimenté par les graisses.

Envisagez d'augmenter votre consommation de glucides plus tard dans votre parcours de guérison

Beaucoup de femmes ont peur de revenir à une consommation de glucides, car ce macronutriment a été diabolisé. Cependant, elles atteignent souvent un plateau en essayant de perdre les 7 à 10 derniers kilos, et c'est à ce moment-là qu'elles peuvent bénéficier grandement de l'introduction de plus de glucides dans leur alimentation. Certaines femmes qui sont bloquées dans cette pensée anti-glucides partent en vacances, consomment plus de glucides et sont surprises de constater qu'elles perdent du poids. Étant donné que leurs corps ne sont plus résistants à l'insuline, la consommation de glucides soutient la fonction surrénalienne et optimise leur fonction hormonale. Cette étape survient toujours plus tard dans le parcours de guérison et est très individuelle. En général, je recommande aux femmes à ce stade de leur parcours de jeûne de consommer environ 100 grammes de glucides deux fois par semaine.

Que manger : Comment s'adapter dans les situations sociales, en vacances et après une chirurgie de perte de poids

Adapter vos stratégies alimentaires à la maison ou en famille proche pour une occasion spéciale peut nécessiter une certaine planification, mais faire face à des situations publiques, à des périodes plus longues loin de chez soi, ou à la récupération postopératoire peut parfois sembler difficile et accablant. Prévoyez à l'avance pour faire face à ces situations, et vous vous sentirez plus préparée quand elles se présenteront. Réfléchissez à ce que vous pourriez dire à l'avance, ou parlez avec vos proches pour qu'ils sachent à quoi s'attendre, bien que parfois les gens réagissent de manière peu utile. Voici quelques conseils pour vous aider à planifier et à naviguer dans cette nouvelle phase de votre vie.

Situations sociales : Déplacez l'attention du jeûne

Aller prendre un café ou un verre ou manger un morceau est une grande partie de la façon dont nous nous connectons avec des amis ou des collègues de travail. Si vous vous sentez à l'aise pour faire savoir aux autres que vous choisissez soigneusement vos aliments ou que vous jeûnez, c'est formidable. Mais de nombreuses femmes trouvent difficile de gérer la pression sociale dans ces situations. Combien de fois avez-vous entendu des gens dire, « Prends du gâteau ! C'est mon anniversaire ! » ou « Prends un verre ! Nous célébrons ! » ? Dans ces situations, vous avez quelques options : déplacez la conversation loin du jeûne pour éviter les questions et les jugements éventuels, ou choisissez une activité non axée sur la nourriture de sorte que le sujet de la nourriture ou du jeûne ne soit pas abordé du tout.

Vacances : Évitez les collations et suivez vos stratégies alimentaires

Si vous êtes en vacances dans un complexe balnéaire tout compris ou sur un navire de croisière où l'accès à la nourriture et aux boissons alcoolisées sucrées est constant, vous risquez de prendre du poids en raison de l'abondance de nourriture. Cependant, je ne recommande pas non plus d'essayer de jeûner pendant 16 ou 24 heures en vacances, car si vous êtes sur une plage ensoleillée, vous risquez de vous déshydrater et de faire de mauvais choix alimentaires. Je vous encourage dans cette situation à prendre un petit-déjeuner riche en électrolytes et riche en graisses saines et en protéines : par exemple, de l'avocat, du saumon et du bacon. Essayez le mini-jeûne, manger de manière consciente ou utiliser la stratégie des quatre-vingt-dix minutes.

Si vous êtes en excursion touristique et que vous êtes plus actif, il est généralement difficile de trop manger, car vous absorbez tout ce qu'il y a à voir, par exemple à Paris ou sur la côte amalfitaine. Vous pourriez prendre deux repas merveilleux chaque jour, mais vous n'avez souvent pas de cuisine dans votre chambre ou d'accès aux collations, vous avez donc tendance à perdre du poids pendant les vacances, car votre corps est bien rassasié et vous faites beaucoup d'exercice. En ne grignotant pas, le véritable jeûne restreint dans le temps est un avantage secondaire de toutes les visites touristiques, et vous êtes susceptible d'améliorer votre santé, même si vous mangez tous ces grands et délicieux repas.

Après une chirurgie de perte de poids : Mangez des repas plus petits

Les femmes qui ont subi une chirurgie de bypass gastrique (où l'estomac est réduit) ou une chirurgie d'anneau gastrique (où un anneau est placé autour de l'estomac pour réduire sa capacité et ralentir la digestion) constatent souvent qu'elles prennent du poids avec le temps. Cela peut être extrêmement décourageant, et les femmes qui viennent me voir après avoir repris le poids perdu lors de la chirurgie luttent souvent avec les émotions qu'elles ont autour de la gestion de leur poids. Beaucoup de ces femmes ont également beaucoup de troubles gastriques lorsqu'elles mangent, ce qui peut rendre le jeûne problématique.

En général, nous devons manger des repas plus importants lorsque nous rompons nos jeûnes, en mangeant de manière consciente jusqu'à ce que nous soyons rassasiés. Mais avec la chirurgie de l'anneau gastrique, les repas plus importants peuvent être très inconfortables. Et avec la chirurgie de bypass gastrique, il peut être très dangereux de manger beaucoup en un seul repas ; cela surmène l'estomac et peut faire éclater les points de suture, entraînant une hospitalisation. Beaucoup de ces femmes ne peuvent pas obtenir suffisamment de nutriments par le biais de leur alimentation et présentent des carences nutritionnelles.

Le meilleur protocole de jeûne pour les femmes qui ont subi une chirurgie de perte de poids est de faire trois jeûnes de 36 heures par semaine. Vous mangez trois repas plus petits les jours de prise alimentaire (reconstruction), ce qui est tolérable pour le système digestif. Une autre stratégie que je recommande est de faire trois jeûnes de 42 heures chaque semaine, mais avec trois petits repas pendant une fenêtre de 6 heures plutôt que les deux repas plus importants typiques de ce protocole. Je ne recommande pas le protocole de jeûne de 48 heures, car vous ne mangez qu'un seul repas, ce qui peut être inconfortable ou dangereux pour le système gastrique et rend difficile l'obtention de suffisamment de nutriments. Si vous essayez tout de même un jeûne plus long avec un seul repas pour le rompre, je recommande de manger de la soupe ; si cela provoque des problèmes d'estomac, les smoothies fonctionnent bien à la place.

Nous avons examiné toutes sortes de façons d'incorporer le jeûne dans votre vie, des stratégies pour réapprendre à manger de manière saine et consciente, et des conseils spécifiques pour certaines personnes au cours de leur parcours de jeûne. Dans le dernier chapitre du livre, nous nous tournons vers la transformation du jeûne et de l'alimentation saine en une habitude permanente.

Points à retenir du chapitre 12 :

• La stratégie des quatre-vingt-dix minutes est mon arme secrète pour toutes celles et ceux en voyage de jeûne. Revoyez-la et pratiquez-la encore et encore pour réapprendre la satiété à mesure que votre corps change.

• Le mini-jeûne est un outil très utile pour maintenir la santé, gérer les situations stressantes et nous assurer de profiter des vacances tout en adoptant une nouvelle approche de l'alimentation.

• Lorsque nous mangeons en faisant autre chose, nous n'activons pas notre système nerveux parasympathique et ne digérons pas bien notre nourriture. Manger de manière consciente fera une grande différence dans vos progrès en jeûne.

• Assurez-vous de manger des aliments nutritifs et de minimiser votre consommation de glucides, en ajustant au fur et à mesure que vous progressez dans votre parcours de jeûne. Lors de vos déplacements, envisagez de prendre des petits-déjeuners sains pour éviter la déshydratation.

• Si vous avez subi une chirurgie gastrique, utilisez un protocole de jeûne qui vous permet de manger des repas plus petits plutôt qu'un seul repas important. Rompez votre jeûne avec des soupes ou des smoothies, qui sont plus faciles à digérer.

• Les outils et les stratégies de ce chapitre sont toujours là pour vous. Ils ont fonctionné pour des milliers de personnes et sont conçus pour aider des femmes comme vous lors de leur jeûne.

CHAPITRE 13 : **Comment faire du jeûne et de l'alimentation saine une habitude durable**

De nombreuses femmes ont consacré toute leur vie à la perte de poids sans succès à long terme. Si c'est votre cas, vous pourriez commencer à paniquer à mesure que votre corps change après des mois de jeûne et que vous atteignez vos objectifs — perdre du poids, guérir, inverser le diabète de type 2. Vous pourriez craindre de reprendre du poids comme vous l'avez fait avec chaque régime de votre vie. Vous pourriez penser que la perte de poids n'est pas durable. Parce que le jeûne est une expérience totalement différente, il peut être déroutant de naviguer dans notre nouveau corps (et nos perceptions de celui-ci), de penser à développer une nouvelle mentalité pour gérer (plutôt que perdre) du poids, et d'incorporer nos nouveaux comportements alimentaires et de jeûne dans notre vie à long terme. À ce stade du voyage de jeûne, on me pose le plus souvent trois questions :

- Comment savoir que j'ai atteint mon objectif ?
- Quel type de jeûne maintiendra mon objectif ?
- Quel type d'alimentation maintiendra mon objectif ?

Je répondrai à chacune de ces questions pour vous aider à éviter les erreurs les plus courantes que je vois des femmes commettre. Ce chapitre vous donnera également confiance en votre capacité à maintenir une bonne santé à long terme, même si vous n'êtes pas parfaite à 100 % du temps. Le jeûne est un voyage : il y a des moments où tout se déroule en douceur, et il y aura des bosses sur la route. C'est la façon dont vous réagissez à ces bosses qui fait la différence. Prenez le temps de réfléchir à votre état d'esprit de guérison et fixez-vous l'objectif de célébrer votre corps pour toutes les choses merveilleuses qu'il fait pour vous. Si vous prenez un peu de poids ou que vos taux de sucre dans le sang commencent à augmenter, ne paniquez pas. Fixez une intention de guérison et ayez confiance en votre capacité à faire de bons choix alimentaires et de jeûne pour ramener votre corps à l'équilibre.

Comment savoir que j'ai atteint mon objectif ?

Lorsque nous pensons à atteindre un objectif, nous mesurons souvent le succès de manière quantitative. En d'autres termes, nous regardons les chiffres, et pour beaucoup de femmes, cela signifie les marqueurs sanguins pour le diabète de type 2 et la masse corporelle pour l'obésité. Ces chiffres peuvent être utiles pour comprendre les changements qui se produisent dans le corps, et nous les examinerons dans un instant. Mais construire une relation saine avec votre corps ne concerne pas seulement les chiffres. Cela concerne la façon dont nous nous sentons dans notre corps. Je les appelle les moments humains.

Pour ceux qui ont le diabète de type 2, le moment humain est une réponse normale au glucose. Autrement dit, après avoir mangé, la glycémie augmente naturellement. Si elle redescend dans les deux heures, c'est une réponse normale, et c'est un objectif de guérison utile et valable. Pour ceux qui sont obèses, les moments humains sont un point de poids corporel sain et une composition corporelle saine. Notre point de poids corporel est la masse à laquelle notre corps atteint l'homéostasie. Souvenez-vous de notre taux métabolique au repos ? Notre RMR s'accélère ou ralentit pour nous maintenir à ce point, et le jeûne peut abaisser le poids corporel auquel cette homéostasie se produit. Nous voulons également une composition corporelle qui voit la graisse répartie de manière égale à travers le corps plutôt que déposée autour des organes internes. Faites des moments humains vos nouveaux objectifs de guérison.

Diabète de type 2

Aucun test magique ne peut vous dire si vous avez inversé votre diabète de type 2, bien que plusieurs marqueurs sanguins puissent confirmer que vous êtes sur la bonne voie. Votre médecin voudra voir que :

1. Votre hémoglobine A1C est dans la plage optimale de 4,5 à 5,2 pour cent
2. Vos taux de triglycérides sont inférieurs à 100 mg/dl ou 1 mmol/L
3. Le ratio de bon cholestérol (lipoprotéines de haute densité, ou HDL) par rapport aux taux de triglycérides doit être inférieur à 1

Ces marqueurs indiquent que vous allez dans la bonne direction, mais même lorsque ces chiffres s'améliorent, cela ne signifie pas nécessairement que votre résistance à l'insuline a disparu.

Un marqueur que les personnes atteintes de diabète de type 2 sont encouragées à surveiller est leur HOMA-IR (évaluation homéostatique de la résistance à l'insuline), qui calcule la quantité d'insuline que votre corps doit produire pour contrôler votre taux de sucre dans le sang. Dans ma pratique clinique, ce marqueur monte et descend très drastiquement. Je vérifiais le HOMA-IR chaque mois chez mes patients, et je constatais que le stress — une dispute avec un partenaire, un accident de voiture, même une journée de travail difficile — augmentait souvent ce marqueur, rendant difficile l'évaluation avec certitude de la réversibilité du diabète de type 2. Je ne recommande plus de vérifier ce marqueur ou de l'utiliser comme mesure de succès.

Je recommande cependant de regarder l'A1C, les triglycérides et votre réponse au glucose alimentaire. Si vous vous offrez une gâterie — une glace par une chaude journée d'été ou une délicieuse pizza — observez votre réponse au glucose. Lorsque vous êtes insulinorésistant, votre glycémie montera en flèche et restera élevée pendant des heures. Si vous avez inversé votre diabète de type 2, votre glycémie augmentera en réponse à l'afflux d'insuline de ces friandises, mais elle reviendra à votre ligne de base en environ deux heures. Cela signifie que le corps produit une quantité adéquate d'insuline et que vous avez surmonté la résistance à l'insuline. Votre corps traite le glucose au fur et à mesure de son entrée et ramène vos taux de sucre dans le sang à la ligne de base en deux heures environ.

Perte de poids

Vous saurez en montant sur la balance combien vous pesez, mais la balance ne peut pas vous dire si vous avez résolu vos problèmes de résistance à l'insuline. Du moins, pas tout de suite. Ce que je veux que vous fassiez, c'est enregistrer le nombre sur la balance sur plusieurs semaines.

Pensez à votre poids corporel comme à la température dans une maison. La température peut augmenter ou diminuer, mais elle reviendra à la température que vous avez réglée sur le thermostat. Votre corps fonctionne de la même manière ; son thermostat est notre point de poids corporel, et c'est le point d'équilibre vers lequel notre corps reviendra. Disons, par exemple, que votre point de poids corporel est de 90 kilogrammes. Vous partez en vacances, mangez beaucoup, avez quelques jours de maladie, puis peut-être vous vous faites plaisir lors d'un mariage. Ce que vous constaterez, c'est que votre poids peut fluctuer à la hausse ou à la baisse d'un jour à l'autre, mais dans l'ensemble, votre poids restera autour de votre point de poids corporel de 90 kilogrammes.

Grâce au jeûne intermittent, votre point de poids corporel diminuera avec le temps. Vous pouvez le voir passer, par exemple, de 90 à 65 kilogrammes. Et vous pourriez craindre que dès que vous vous faites plaisir, lors d'une fête de fin d'année ou d'un anniversaire par exemple, vous reprendrez rapidement tout le poids que vous avez perdu. Ce que j'ai vu à la clinique, encore et encore, c'est qu'à mesure que les femmes abaissent ce point de poids corporel, leur corps retourne naturellement à ce nouveau point d'équilibre. Les femmes sont tellement nerveuses à l'idée de monter sur la balance, me disant qu'elles sont parties en vacances et ont beaucoup mangé, mais parce que leur corps s'est guéri de la résistance à l'insuline et qu'elles ont un nouveau point de poids corporel, leur poids reste naturellement proche de la nouvelle normalité. Elles ont réinitialisé le thermostat de leur maison.

À ce stade, je veux que vous arrêtiez de penser à votre poids. Au lieu de cela, je veux que vous commenciez à penser à la perte de graisse. Lorsque nous montons sur la balance, elle ne nous dit pas combien de graisse nous avons, simplement combien de masse nous avons. La balance nous indique :

Masse grasse + masse musculaire + masse osseuse + masse d'eau = poids total

La clé de la santé à long terme est de transformer notre relation avec notre corps, et pour ce faire, nous voulons penser à notre composition corporelle plutôt qu'à notre poids total.

En atteignant votre poids cible, je vous encourage à ranger la balance et à opter pour une scintigraphie DEXA. Votre pourcentage de graisse corporelle, et non votre poids corporel total, devrait être votre objectif pour une santé optimale. Pour les femmes de moins de quarante ans, un pourcentage de graisse corporelle de 18 à 29 pour cent est idéal. Pour les femmes de plus de quarante ans, un pourcentage de graisse corporelle compris entre 18 et 35 pour cent est optimal. À mesure que nous jeûnons, nous activons le système nerveux sympathique et produisons des hormones de contre-régulation. Notre corps produit l'hormone de croissance humaine, qui nous aide à gagner de la masse musculaire les jours de reconstruction (repas). Le poids corporel n'est donc pas une bonne mesure de la progression : nous pouvons prendre du poids parce que nous développons nos muscles et ajoutons de la masse, ce qui est une bonne chose. Nous voulons des muscles et des os forts. La perte de graisse nous aide à mieux comprendre notre composition corporelle globale.

CONSEIL D'EXPERT

Je encourage chaque femme à ranger la balance et à observer plutôt comment les vêtements s'ajustent à son corps. Pour suivre les progrès de cette manière, il faut être attentif à l'évolution de votre corps. C'est le début du développement d'une relation avec votre corps plutôt qu'avec votre balance.

Suivez vos progrès en prenant des photos tout au long de votre parcours de perte de graisse. Utilisez votre smartphone, ou revenez à l'ancienne avec un appareil photo instantané. Vous n'avez pas à partager vos photos avec qui que ce soit, mais si vous en prenez une toutes les quelques semaines et que vous la comparez aux précédentes, vous verrez vos progrès au fur et à mesure que votre corps change.

Vous verrez également une diminution du nombre de centimètres, alors une autre façon de suivre les progrès est de mesurer partout où vous avez un excès de poids. Observez ce nombre diminuer et utilisez-le comme mesure de réussite.

Quel type de jeûne maintiendra mon objectif ?

Je souhaite terminer avec quelques informations sur le jeûne pour maintenir vos objectifs. Le voyage à venir, comme tout voyage, sera tempéré par des changements et des surprises, et il ne prendra pas fin pour vous lorsque ce livre le fera. Prenez le temps de lire ces derniers mots ici, et sachez que je suis disponible en ligne pour soutenir votre chemin continu vers la santé et le bien-être.

Une fois que vous atteignez vos objectifs de guérison, ce que vous faites ensuite dépend de vos choix de mode de vie. Si, comme beaucoup de personnes dans notre culture, vous souhaitez revenir aux collations et au grignotage, vous devrez maintenir une stratégie de jeûne de 24 heures trois fois par semaine à long terme. Si vous parvenez à éliminer complètement les collations, vous pouvez réduire le nombre de jeûnes par semaine.

Jeûnes de maintenance plus courts

Lorsque vous atteignez vos objectifs immédiats de guérison, vous pouvez jeûner pendant des périodes plus courtes tant que vous ne revenez pas à manger toute la journée tous les jours.

ALIMENTATION À DURÉE LIMITÉE

La plupart de femmes aiment suivre un régime alimentaire à base d'aliments entiers avec une pause de 14, 16 ou 18 heures entre leurs repas chaque jour. Cette alimentation à durée limitée n'est pas un jeûne intermittent thérapeutique, mais elle minimise le nombre de fois par jour où l'insuline est introduite dans le corps, ce qui est bon pour le maintien. Je recommande de rendre ces pauses intermittentes, peut-être 14 heures un jour et 16 heures le jour suivant.

Tout comme la nature va et vient, nos corps se portent mieux lorsque nous changeons nos routines. Vous avez peut-être déjà vécu cela à la salle de sport ou avec vos produits de soins de la peau — varier l'intensité ou la durée de notre entraînement ou le type de produit que nous utilisons sur notre peau peut renforcer la résilience et l'adaptabilité. Je crois que le jeûne et l'alimentation fonctionnent de la même manière. Soyez attentif à la façon dont vous vous sentez, à la façon dont vos vêtements vous vont, à vos niveaux d'énergie. Peut-être qu'en été, lorsque vous transpirez et êtes actif, vous avez besoin de manger davantage. Peut-être qu'en hiver, lorsque nous avons tendance à rester plus assis, nous devons jeûner un peu plus.

JEÛNES DE 24 HEURES HEBDOMADAIRES

Si vous mangez plus d'aliments transformés et raffinés — peut-être parce que vos enfants les aiment, et vous appréciez la commodité après une journée chargée de travail — je suggère un à deux jeûnes de 24 heures par semaine. Commencez par un et voyez comment cela se passe. Pour le reste de la semaine, mangez normalement, en maintenant éventuellement une habitude d'alimentation à durée limitée. Après quelques mois, évaluez comment vous vous sentez et si votre corps est resté à son point idéal de poids corporel. Si un jeûne de 24 heures par semaine ne vous suffit pas, essayez-en deux.

UN REPAS PAR JOUR (OMAD)

Beaucoup de femmes posent des questions sur l'OMAD parce que c'est facile à intégrer dans leur emploi du temps. Bien que cela puisse fonctionner pour certaines femmes, ce n'est pas mon option préférée pour la plupart des femmes à long terme. Je conseille cette option uniquement si les femmes ont une bonne variété de nutriments dans leur alimentation. Les micronutriments sont très importants pour notre santé globale, et l'OMAD peut entraîner des carences nutritionnelles, car il est difficile de manger une gamme assez large d'aliments en un seul repas.

Jeûnes occasionnels plus longs

Si une période de consommation excessive de nourriture a entraîné une prise de graisse, si votre énergie est faible, ou si vous souhaitez effectuer une réinitialisation hormonale, un jeûne plus long peut être utile. Par exemple, une femme en phase de maintien du jeûne devait se rendre en Italie pendant trois semaines et souhaitait se régaler de délicieux plats italiens riches en glucides. Mon conseil était de profiter de ses vacances et de revenir à son protocole de jeûne thérapeutique (deux jeûnes de 48 heures par semaine) pendant quatre à six semaines par la suite.

Je vous encourage à essayer différents protocoles de jeûne et à apprendre à connaître votre propre corps : quand vous êtes rassasiée, quand vous êtes stressée, et quand vous devez changer votre alimentation parce que vous avez atteint un nouvel objectif. Travailler avec un professionnel de la santé de confiance qui comprend les avantages du jeûne renforcera votre expérience et vous aidera à atteindre vos objectifs de santé.

Quel type d'alimentation maintiendra mes objectifs ?

De nombreuses femmes se tournent vers le jeûne pour perdre du poids, mais elles découvrent qu'en perdant de la graisse, elles se sentent également mieux et s'épanouissent vraiment. Les femmes qui n'ont jamais voulu être physiquement actives ont soudainement envie d'activité et d'exercice. Elles veulent optimiser leur santé et leur bien-être pour la longévité. Si vous en êtes à cette étape de votre parcours, assurez-vous d'en profiter : admirez la vue et soyez fière de tout ce que vous avez accompli. En même temps, à mesure que nous devenons plus actives, il est crucial de réévaluer nos besoins nutritionnels. Essayez de ne pas vous inquiéter à ce sujet : vous n'avez pas besoin de faire quelque chose de radicalement différent. Rester dans ce mode de maintenance glorieux n'est pas aussi difficile que la plupart de femmes l'anticipent.

Mangez plus de graisses naturelles et de protéines

Un jeûne de 16/8 la plupart des jours pourrait être la meilleure façon de répondre à vos besoins nutritionnels et de vous assurer de manger suffisamment. À mesure que vous devenez plus active, vous pourriez avoir plus faim. Je ne recommande pas de manger plus fréquemment tout au long de la journée. Au lieu de cela, je suggère de manger plus de graisses et plus de protéines. Ajouter 20 à 30 grammes de matières grasses et de protéines, comme quelques grammes de viande, de poisson ou d'huile d'olive, peut vous aider à vous sentir bien et à ne pas avoir envie d'aliments non sains. Si vous avez des problèmes de concentration ou que vous avez faim à mesure que votre activité augmente, utilisez la stratégie alimentaire de quatre-vingt-dix minutes pour déterminer le carburant dont votre corps a besoin.

Maintenez vos électrolytes

N'oubliez pas d'ajouter cette pincée de sel le matin et de saler vos aliments, et assurez-vous d'ajouter du magnésium, que ce soit avec la nourriture, en tant que supplément, ou en vous trempant dans du sel d'Epsom. En guérissant, nous avons besoin de plus de ces électrolytes, car nous ne les retenons pas aussi bien qu'auparavant lorsque nous avions une résistance à l'insuline.

Rester dans votre parcours de jeûne

Pour éviter de retomber dans d'anciens comportements, une fois que vous avez atteint votre objectif, continuez pendant quelques mois comme si vous essayiez toujours d'atteindre cet objectif. Cela signifie suivre votre stratégie de jeûne et votre plan nutritionnel. Vous guérirez au niveau cellulaire et consoliderez de nouvelles habitudes en vous laissant plus de temps pour vous habituer à vos nouvelles façons de manger.

Je ne recommande pas d'interdire complètement certains aliments, car cela peut entraîner un schéma de pensée rebelle, mais nous voulons rendre les friandises spéciales. Oui, vous devriez pouvoir manger de la pizza ou de la glace de temps en temps et savourer une part de gâteau lors d'une célébration. Votre corps devrait devenir résilient à ces friandises. Mais essayez de respecter vos objectifs de manger sainement la plupart du temps et de continuer à intégrer le jeûne dans votre vie.

Mots finaux : Progrès, pas de perfection

Le bien-être est un voyage, et cela signifie que vous devez garder à l'esprit que chaque étape est une question de progrès, pas de perfection. N'oubliez pas de ne pas vous décourager si vous prenez un mauvais virage ou si vous avez l'impression de ne pas progresser assez rapidement. Le parcours de chacun n'est pas linéaire. Je crois tellement en l'adage « Ce n'est jamais un échec et toujours une leçon » que j'ai ces mots encrés sur mon corps.

Rappelez-vous que vous êtes humain et qu'il est normal de faire des erreurs et de rompre votre jeûne tôt. Comptez sur votre communauté pour obtenir du soutien.

Points à retenir du chapitre 13 :

• Atteindre nos objectifs de jeûne et savoir comment mesurer le succès peut être difficile. Évaluez votre progrès en utilisant des mesures qualitatives (moments humains), des analyses de composition corporelle et des photos pour vraiment voir les résultats.

• Pour maintenir vos objectifs de guérison, essayez d'éviter les collations et suivez un plan d'alimentation à temps restreint. Si les collations font partie régulière de votre vie, suivez un protocole de jeûne.

• Des jeûnes occasionnels peuvent être utiles pour revenir à votre poids corporel idéal après avoir mal mangé pendant un certain temps ou pour prévenir les maladies.

• N'oubliez pas, ce n'est jamais un échec et toujours une leçon. Ne vous sabotez pas. Vous êtes en voyage et c'est une question de progrès, pas de perfection.

• Soyez fier de tout ce que vous avez accompli. Et continuez à apprendre. Vous pouvez revenir à ce livre selon vos besoins.

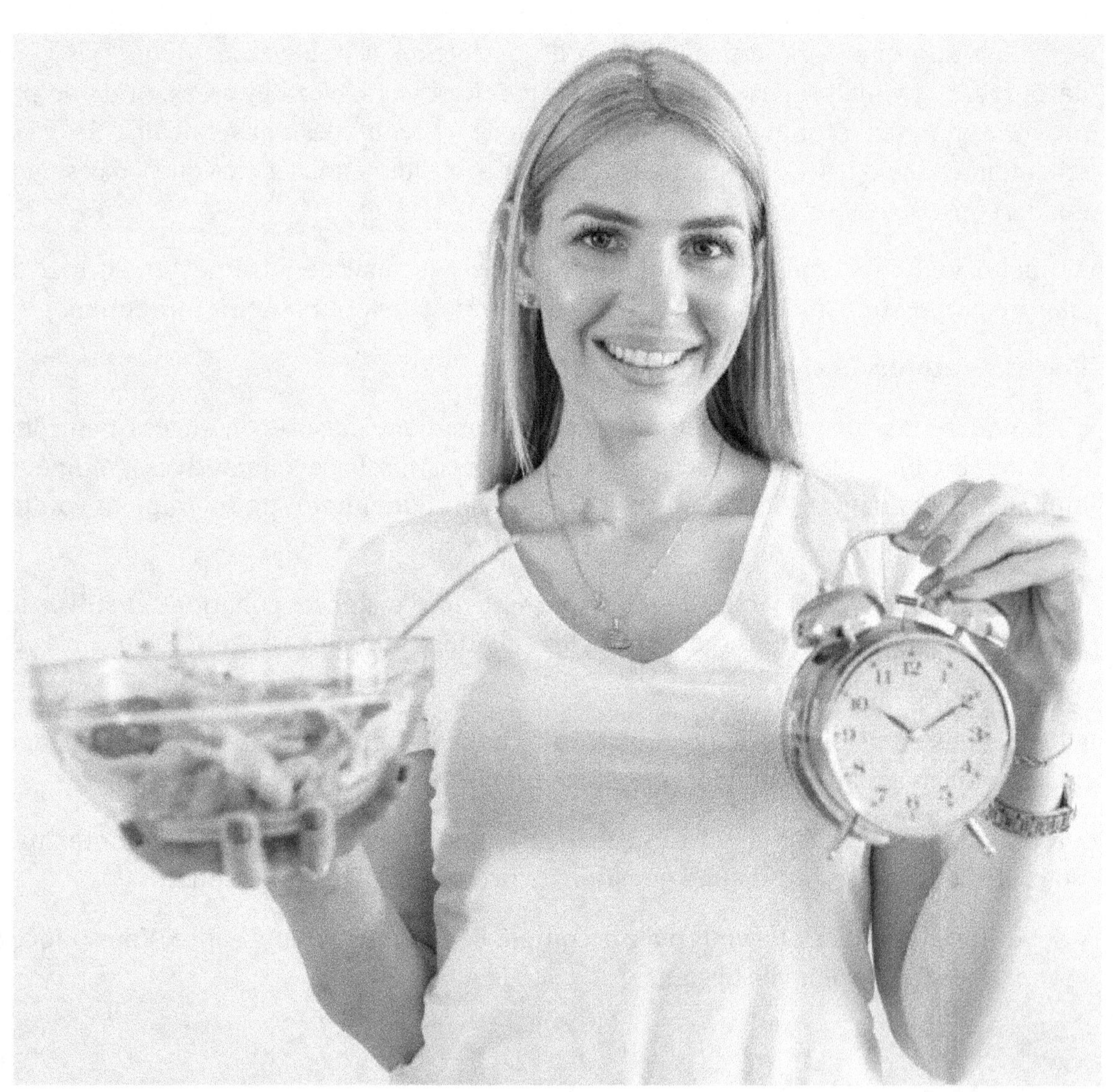

Conclusion : un voyage vers la santé et le bien-être

En refermant ce livre, je vous invite à considérer le jeûne intermittent non seulement comme un outil pour atteindre vos objectifs de santé, mais comme un véritable voyage vers une vie plus équilibrée et épanouissante. Vous avez exploré les différents aspects du jeûne, découvert des stratégies personnalisées et appris à comprendre les signaux de votre corps.

Souvenez-vous que chaque pas que vous faites sur ce chemin est une avancée vers le progrès, pas vers la perfection. Les erreurs ne sont jamais des échecs, mais des leçons précieuses. Même si votre parcours n'est pas linéaire, restez concentrée sur l'amélioration continue, et ne vous découragez pas si vous prenez une mauvaise direction.

Votre relation avec la nourriture, votre corps et votre santé a évolué, et vous avez acquis des outils puissants pour maintenir vos objectifs. Célébrez chaque réussite, aussi petite soit-elle, et soyez fière du chemin que vous avez parcouru.

N'oubliez pas de vivre ces premiers mois après avoir atteint vos objectifs comme si vous cherchiez encore à les atteindre. En maintenant vos habitudes de jeûne et de nutrition, vous continuerez à bénéficier de changements cellulaires positifs et à renforcer vos nouvelles habitudes alimentaires.

Je vous encourage à intégrer la flexibilité dans votre vie tout en restant fidèle à vos objectifs de bien-être. Les plaisirs occasionnels ne devraient pas être perçus comme des récompenses, mais comme des expériences à savourer pleinement. Continuez à surveiller vos progrès, ajustez vos stratégies au besoin, et transformez progressivement votre relation avec la nourriture.

Souvenez-vous, vous êtes humaine, et il est normal de commettre des erreurs. Utilisez le soutien de votre communauté et partagez vos expériences. Ensemble, nous continuons à apprendre, grandir et transformer nos vies. Si j'ai pu effectuer ces changements, alors vous le pouvez aussi !

Votre voyage vers la santé et le bien-être est infiniment précieux. Continuez d'apprendre, de progresser et de célébrer chaque étape de votre parcours. Je suis là pour vous accompagner, et je vous souhaite un avenir rempli de santé, de bonheur et de succès dans votre quête continue de bien-être.

Michèle COHEN